Adelgace comiendo

Carmen González

Adelgace comiendo

Editorial Época, S.A. de C.V.
Emperadores 185
Col. Portales
C.P. 03300, México, D.F.

Adelgace comiendo
Carmen González

© Editorial Época, S.A. de C.V.
Emperadores No. 185
C.P. 03300-México, D.F.

ISBN: 970-627257-5

Impreso en México - *Printed in Mexico*

Introducción

La dieta o régimen de alimentación de cada persona puede ser un punto en el que ni siquiera los nutriólogos más experimentados llegan a ponerse de acuerdo, debido a las diferencias específicas de su propia especialidad. Sin embargo, todo el mundo está de acuerdo en que la dieta más saludable para cualquier individuo es aquella que resulta completa, variada, equilibrada, satisfactoria, baja en grasas, alta en carbohidratos, moderada en proteínas y rica en vitaminas y minerales.

Partiendo de este hecho, el presente libro tiene como propósito ofrecer a sus lectores diversas posibilidades que puedan adaptarse de manera específica a cada individuo, tomando en consideración su sexo, peso, estatura, actividad y, en general, sus hábitos alimenticios.

Sin lugar a dudas, la dieta más saludable es aquella que deja al individuo satisfecho, le proporciona todos los nutrientes que se requieren en las cantidades que el organismo necesita, y le mantiene en su peso ideal.

Ésta debe llevar un régimen alimenticio que permita a la persona sentirse llena de energía, con buen humor y ánimo para hacer sus actividades, con la piel tersa y los ojos brillantes.

Lo anterior se puede lograr ingiriendo los elementos nutritivos que se requieren para que el organismo funcione correctamente. Una alimentación balanceada puede hacernos bajar de peso si se encuentra sobrepasado, mantenernos normales, o hacernos aumentar lo que se requiera.

El punto estriba en conocer lo que se debe comer y realizar las combinaciones necesarias, de manera que los alimentos resulten variados y atractivos para disfrutarlos plenamente.

Los grupos alimenticios

En este apartado vamos a tratar los diferentes grupos que componen la variedad alimenticia de que disponemos para ofrecer a nuestro organismo un régimen adecuado, balanceado y con suficientes capacidades nutritivas para que realice correctamente sus funciones.

Los carbohidratos

Este es un grupo de alimentos que, como su nombre indica, se halla formado básicamente de hidratos de carbono. Dentro de éste, se puede enumerar todo tipo de harinas, panes, cereales, dulces, y algunas frutas como la manzana y el plátano.

Los carbohidratos son elementos que metaboliza rápidamente el organismo, ofreciendo de inmediato, la disponibilidad de energía.

Sin embargo, como no es posible transformar en energía toda la cantidad de carbohidratos que se ingieren, éstos se metabolizan y se acumulan en los tejidos, produciendo una elevación en el peso corporal.

Además de ser importante fuente de energía, realizan importantes aportaciones de otros nutrientes, tales como vitaminas y minerales.

Los cereales integrales, ofrecen una importante cantidad de fibra dietética, tanto soluble como insoluble.

Las pastas de todo tipo de sopas aportan una importante cantidad de vitamina A, la cual ayuda a fortalecer los músculos, razón por la que los deportistas las consumen de manera considerable.

Existen leguminosas que contienen altos niveles de carbohidratos, y que por sus características especiales proporcionan fibra, vitaminas y minerales. Por otra parte, son de fácil digestión, con lo cual se aprovechan rápidamente sus cualidades energéticas.

Es un hecho que quien desee someterse a una dieta debe incluir, entre su régimen alimenticio, una buena dotación de cereales de grano. Éstos deben ser integrales, en cuanto sea posible, ya que este producto permite controlar el llamado del hambre. Por su alto contenido de carbohidratos, si se consumen solos, producen insulina en exceso, elemento que además de mantener el equilibrio del nivel de glucosa en la sangre, tiene la función de estimular el apetito. Por tal motivo se recomienda consumirse acompañados de elementos que contengan proteína, lo que restablecerá los niveles normales de insulina.

Poseen un bajo nivel de calorías, por lo que contribuyen al bienestar del organismo, sin acumular demasiado producto de reserva energética.

Entre los granos que pueden considerarse de mayor contenido de fibra y, en general, de sustancias nutritivas, se encuentran el arroz moreno, el maíz integral, la harina de centeno y la de soya. En lo que respecta al trigo, éste deberá ser entero.

El pan de centeno ofrece una muy buena opción como complemento de la dieta, pues contiene todavía más nutrientes que el de trigo integral, y con una menor cantidad de calorías por ración.

La avena cocida y acompañada con leche, también resulta un importante cereal complementario para una buena dieta.

Los dulces

En lo que a dulces se refiere, es común oír hablar de la necesidad de suprimirlos por completo, si se desea realmente seguir una dieta baja en carbohidratos. Esto puede resultar contraproducente.

En efecto, el dulce posee la particularidad de ser un elemento necesario para impulsar el apetito natural del organismo, dado que actúa directamente sobre la producción de insulina, como ya se ha indicado.

Por otra parte, el comer dulce ofrece al organismo un placer inmenso del que no se nos puede privar, ya que esto podría originar una frustración tal, que hiciera rodar cualquier tipo de dieta. Esto no significa, por supuesto, que se deba abusar de los dulces, sino utilizarlos para premiarnos de vez en cuando, sobre todo cuando observamos los avances que vamos logrando.

Las grasas

Este es un tipo de alimento que quien comienza a hacer dieta, pretende eliminar por completo de sus comidas.

Las razones para proceder de este modo las ofrecen los especialistas, que se ponen de acuerdo en que el exceso de grasa, además de contribuir a un sobrepeso que produce una estética desagradable, implica riesgos importantes para la salud, pues bien conocidos son, por ejemplo, los efectos que el colesterol y las grasas saturadas ejercen sobre las arterias cuando se acumulan, produciendo la temida arteriosclerosis.

El exceso de peso, por sí mismo, implica un mayor gasto cardiaco, pues no es lo mismo impulsar la sangre para irrigar tejidos en un organismo de 60 kilogramos, que en otro de 90.

Sin embargo, y a pesar de estas contraindicaciones, la grasa sí provee de nutrientes que son básicos, e incluso indispensables para el buen desarrollo de los procesos digestivos y metabólicos. Aporta lipoproteínas, formadas por la asociación de células grasas con proteínas, que se encuentran presentes tanto en la sangre, como en los tejidos corporales.

También las grasas o lípidos son elementos indispensables como sustancias energéticas de reserva. Esto resulta útil, sobre todo cuando se tiene que pasar por periodos en los que no se puede consumir alimentos; la grasa es tomada de los tejidos y convertida en energía para complementar las tareas metabólicas del organismo.

De este modo, se puede apreciar que las grasas son elementos también muy importantes dentro de todo tipo de dietas. Sin embargo, estamos de acuerdo en que su consumo debe ser limitado, pues precisamente por su facilidad para convertirse en materia de depósito de energía, fácilmente se acumula en los tejidos, y si esta energía no se gasta, sobreviene el aumento de peso y las consecuencias adversas ya mencionadas.

Las grasas se encuentran sobre todo en las carnes rojas, como la de res y el cerdo, en los embutidos, las leches completas y sus derivados, aceites, mantequillas y margarinas, tanto de origen animal como vegetal, en la semilla de muchos elementos, como el ajonjolí, etcétera.

Existen alimentos que por su naturaleza contienen una elevada cantidad de grasas. Entre éstos se pueden mencionar a los embutidos en general, la carne de cerdo, de ternera y de cordero; sin embargo, de estas últimas tres, se puede elegir o separar la grasa de la carne magra.

Las proteínas

Estos son elementos indispensables para la formación de todos los tejidos corporales. Si consideramos que prácticamente cada órgano de nuestro cuerpo está formado por tejidos, entonces podremos entender la importancia de nutrirnos con suficiente materia proteica.

Las proteínas, al igual que el hierro, se encuentran presentes en las carnes rojas, como la de res, hígado de res, y en menor grado, en la carne de cerdo; en las aves, los pescados, los mariscos, el huevo, la leche y sus derivados, y en ciertas leguminosas como el frijol, la soya, el chícharo y muchos otros.

La cantidad de proteínas que debe utilizarse en la dieta diaria aún está bajo tema de discusión. Sin embargo, parece haber un acuerdo en el sentido de que, aunque debe satisfacer los requerimientos mínimos diarios, no debe excederse en su consumo por dos razones: la primera, todos los elementos que la contienen poseen además, grasas, carbohidratos, o incluso, colesterol; la segunda, las carnes poseen ciertas toxinas que afectan a nuestro organismo.

Lo anterior no significa, sin embargo, que debamos prescindir del consumo de carnes para evitar intoxicarnos con ellas (noción bastante difundida por muchos vegetarianos, por cierto), sino que debemos buscar el equilibrio adecuado que nos permita hacernos de un aporte de proteínas suficiente, y no excedernos en su consumo, pues éstas no son acumuladas por el organismo y, por otra parte, sí se acumulan las grasas y carbohidratos que las acompañan.

Frutas

Estos elementos poseen múltiples propiedades benéficas, pues aportan nutrientes como carbohidratos, escasa cantidad de grasas, algo de proteínas, muchas vitaminas, principalmente vitamina A, complejo B, vitamina C, D y otras. Algunas poseen, asimismo, cierto grado de minerales.

Otro beneficio que aportan las frutas son su elevada cantidad de fibra, lo que ayuda al mejor tránsito de los alimentos por el intestino, y a la evacuación de los desechos.

Los azúcares que contienen las frutas son de fácil descomposición por el organismo, de manera que ofrecen fuentes importantes de energía, de fácil acceso.

Las frutas están compuestas por carbohidratos complejos, con un relativamente bajo contenido de calorías. La fibra que poseen absorbe varias veces su peso en agua, dando al organismo que la consume, la sensación de estar lleno, con lo cual el apetito disminuye. La fibra de estos elementos alimenticios también ayuda a una menor absorción de grasas en el área intestinal, disminuyendo de esta manera la presencia de colesterol, tanto en la sangre como en los tejidos. Como ya se ha indicado, cuando la fibra se consume en compañía de un poco de proteínas, ésta ayuda a mantener estables los niveles de glucosa en la sangre.

Algunas frutas poseen propiedades astringentes, como el limón, la guayaba y la manzana; mientras que otras poseen cualidades laxantes, como la naranja, la ciruela y el durazno.

Además de esto, las frutas poseen múltiples cualidades que permiten al organismo que las consume, ofrecer una imagen corporal saludable, pues la piel se ve más tersa y lozana, debido a que poseen un alto nivel de líquidos que ayudan a nuestro organismo a mantener su balance adecuado de humedad.

Verduras y legumbres

Estos son elementos por demás indispensables que se requieren para complementar la dieta diaria. Entre sus características benéficas se encuentra su bajo contenido de grasas, mediano contenido de azúcares o carbohidratos, mediano contenido de proteínas, y elevado contenido de vitaminas y minerales; entre estos últimos destaca el hierro, el fósforo, el sodio y el potasio.

Las legumbres verdes poseen elevadas cantidades de hierro, sustancia indispensable para mantener a la sangre estable y evitar la anemia.

Otros vegetales, como el brócoli y la zanahoria, además de ofrecer elevadas cantidades de caroteno, el cual permite hacer que la piel se proteja mejor de los rayos ultravioleta del sol, poseen propiedades anticancerígenas.

Los granos como el maíz, el trigo, el sorgo y otros, brindan elevadas cantidades de carbohidratos y fibra a nuestra dieta.

Leguminosas como el frijol, la soya, el garbanzo y otras, ofrecen a la dieta importantes aportaciones de proteínas de origen vegetal, libres de las toxinas que poseen algunos alimentos cárneos; vitaminas y minerales.

Las verduras rojas, como el rábano, la col morada, el jitomate y el betabel, poseen propiedades importantes para nuestro organismo, por su alto contenido de sales minerales.

Muchas verduras, como la calabaza y el chayote, poseen propiedades laxantes, dado su alto contenido de fibra, lo que ayuda a mejorar los movimientos intestinales.

Aun cuando la mayor parte de las verduras resultan muy apropiadas para todo tipo de dieta, deberá hacerse hincapié en la necesidad de tomarlas ya sea crudas o simplemente cocidas, puesto que si llegan a sazonarse con un poco de aceite, sal o mantequilla, se estarán añadiendo a la dieta enormes cantidades de calorías.

Vitaminas y minerales

En lo que se refiere a estas sustancias, como es bien conocido, sus funciones son complementarias e indispensables para la buena realización de las tareas que desarrolla nuestro organismo.

Muchos nutriólogos recomiendan que las vitaminas y minerales se obtengan a partir de los alimentos que las contienen de forma natural.

Sin embargo, debido quizá a la imposibilidad de balancear de manera adecuada los diversos elementos que se requieren para mantener al organismo en un adecuado estado de funcionamiento, mucha gente ha optado por requerir de su médico, recomendaciones dietéticas que conlleven el consumo de cápsulas de complementos vitamínicos.

Esta opción no resulta del todo incorrecta, pero debe tomarse en consideración que si bien en la mayor parte de los casos, la sobrevitaminosis no ofrece riesgos importantes para la salud del organismo, en casos específicos sí pudiera ocurrir que nuestra salud se viera deteriorada por el uso indiscriminado de estos productos. Lo mejor será siempre seguir las indicaciones del médico, si se desea utilizar este tipo de complementos.

Si se considera que en condiciones normales, esto es, cuando no se está siguiendo una dieta que implica en sí misma una disminución de nutrientes, la cantidad de micronutrientes (vitaminas, minerales y enzimas), a veces no alcanza a cubrir los requerimientos diarios indispensables para que el organismo lleve a cabo correctamente todas y cada una de sus funciones metabólicas, entonces ¿qué se puede esperar cuando se sigue una dieta?

Los líquidos

Éste no es propiamente un grupo de alimentos, sin embargo, vale la pena tratarlo aparte, pues por sí mismo representa una materia que contiene múltiples variantes.

Aunque pudiera pensarse que los alimentos sólidos son los únicos que pueden influir en el aumento de peso corporal, la mayoría de los líquidos, a excepción por supuesto del agua simple, contienen una considerable cantidad de calorías, que por sí mismas contribuyen al sobrepeso.

Si partimos de que las personas sometidas a una dieta, deben consumir forzosamente una mayor cantidad de líquidos, entonces resulta de mayor importancia tomar en consideración la cantidad de calorías que contienen las bebidas que ingerimos.

Independientemente de las bebidas que contienen calorías, el agua simple por sí misma desarrolla un papel de vital importancia para el organismo. Cuando se consume en compañía de alimentos que contienen fibra, permite que ésta se hinche y adopte un mayor volumen dentro del aparato digestivo, ofreciendo una sensación de lleno. Por otra parte, bien son conocidas las funciones que lleva a cabo el agua en todos los procesos del organismo: desde representar casi el setenta y cinco por ciento tanto de los tejidos como del peso total del organismo, ser soporte indispensable del plasma sanguíneo, necesario para el transporte de las sustancias nutritivas hacia las células, hasta su capacidad para mantener la temperatura adecuada de nuestro cuerpo, por medio del sudor que se expele a través de los poros.

Por todo esto, siempre se ha sugerido que el cuerpo humano consuma por lo menos 2 litros de agua diariamente. Sin embargo, no todos lo hacemos. La razón de esto es que muchos aducen que no se les presenta sed y por ello no toman agua, aunque algunos expertos afirman que el agua se requiere, y no debemos esperar a sentir sed para tomarla.

Bebidas con contenido calórico

El alcohol

Ésta es una bebida alta en calorías y de escaso valor nutritivo. Una copa de brandy, whisky o ron, posee entre 70 y 80 calorías, mientras que una cerveza puede llegar a contener hasta 160 calorías.

El único lugar donde puede desdoblarse el alcohol, esto es, descomponerse en sus partes primarias, es en el hígado. De este modo, esta glándula ocupa prácticamente todos sus recursos para metabolizar el alcohol, dejando de lado el metabolismo de otros nutrientes importantes de la alimentación como son las proteínas con lo cual se impide la adecuada alimentación del organismo produciendo la consecuente desnutrición.

Por su elevado contenido de azúcares, el alcohol también estimula el apetito, con el consiguiente resultado opuesto a la dieta.

Como es sabido, el alcohol estimula los procesos digestivos a través de una mayor secreción de los jugos gástricos, lo que produce una aceleración del vaciamiento estomacal e intestinal, con la consecuente impresión de vaciamiento y el resultante apetito renovado, también contraproducente para la dieta.

La proporción de agua que se requiere en los procesos metabólicos del alcohol es de ocho a una, con lo cual se puede entender el hecho de que las personas que consumen alcohol en demasía, presentan una piel de aspecto reseco y con arrugas, por falta de humedad.

Cuando el alcohol se toma unido a una suficiente cantidad de alimento sólido, el paso de éste a través del aparato digestivo hacia la sangre, ocurre con una determinada lentitud; por el contrario, cuando las personas se encuentran a dieta y contienen en su estómago una escasa cantidad de alimento, el alcohol traspasa las paredes del estómago de manera prácticamente inmediata, con el consecuente efecto de embriaguez.

El refresco

Esta bebida ha sustituido prácticamente al agua, y a lo que en algún tiempo fuera considerado tradicional: las aguas de frutas o aguas frescas.

Los refrescos son bebidas que contienen una elevada cantidad de azúcar, colorantes, carbonato, y otras sustancias que resultan tóxicas para el organismo.

Además del efecto desagradable que ocasionan sobre los dientes, pues coadyuvan en la formación de caries, el gas que contienen afecta la mucosa intestinal, produciendo una hipersecreción de jugos gástricos.

En lo que respecta al azúcar, desastroso para cualquier tipo de dieta, ha hecho que los fabricantes, "preocupados" por esta situación, hayan lanzado al mercado una gran cantidad de refrescos "dietéticos", los cuales contienen agua carbonatada, colorantes artificiales, y en lugar de azúcar, un edulcorante artificial que resulta dañino para la salud.

Curiosamente, el sodio que contienen estos refresco produce una mayor cantidad de sed, lo que hace que el organismo solicite una mayor cantidad de refresco o de agua.

El agua

Como ya se ha dicho, independientemente de su mejor preferencia, el agua es un elemento indispensable y no sólo esto, sino también el más saludable.

Existen varios tipos de agua que se pueden tomar, entre éstos se encuentran el agua de manantial embotellada, el agua mineral, el agua destilada y el agua seltzer o agua filtrada.

Fijémonos una meta

Antes de iniciar con cualquier tipo de tratamiento para bajar de peso (o aún para aumentarlo si éste es nuestro caso), debemos proyectar con detenimiento cuáles son nuestros propósitos. Debemos definir qué meta habremos de plantearnos y en qué tiempo habremos de alcanzarla.

Cuando se piensa en bajar de peso, por lo regular se desea elegir el tratamiento o procedimiento que tenga como objetivo llegar a la meta lo antes posible, sin embargo, hay ocasiones en que ni siquiera nos hemos planteado una que esté bien definida.

Esto significa que el simple deseo de bajar de peso no es una meta en sí, sino, aunque parezca el propósito de la dieta, no se ha delimitado. Para realizar esto, lo primero que debemos hacer es reconocer nuestra situación o condiciones actuales. Para entenderlo un poco mejor, enseguida ofrecemos una tabla que nos ayudará a visualizar nuestra condición actual, tomando como base lo que se puede considerar el peso normal, o aún mejor, el peso ideal.

Tabla de pesos ideales
MUJERES (mayores de 21 años)

Talla (cm)	Complexión delgada (kg)	Complexión mediana (kg)	Complexión robusta (kg)
145	40.7 a 43.8	42.5 a 48.0	46.2 a 53.3
146	41.1 a 44.3	42.9 a 48.4	46.6 a 53.8
147	41.4 a 44.8	43.5 a 48.9	47.1 a 54.2
148	41.8 a 45.4	44.0 a 49.5	47.7 a 54.9
149	42.3 a 45.9	44.5 a 50.0	48.2 a 55.4
150	42.8 a 46.4	45.2 a 50.5	48.7 a 56.0
151	43.4 a 47.0	45.6 a 51.1	49.2 a 56.5
152	43.8 a 47.7	46.1 a 51.8	49.8 a 57.0
153	44.4 a 48.0	46.6 a 52.2	50.2 a 57.4
154	44.9 a 48.6	47.1 a 52.7	50.8 a 58.2
155	45.5 a 49.1	47.7 a 53.1	51.5 a 58.6
156	46.0 a 49.5	48.2 a 53.7	52.1 a 59.2
157	46.6 a 50.2	48.7 a 54.3	52.3 a 59.8
158	47.1 a 50.7	49.4 a 55.1	53.0 a 60.7
159	47.5 a 51.2	49.5 a 55.3	53.1 a 61.3
160	48.2 a 51.9	50.5 a 56.6	54.3 a 62.1
161	48.7 a 52.3	51.0 a 57.3	55.2 a 62.8
162	49.1 a 53.0	51.6 a 58.3	55.8 a 63.4
163	49.8 a 53.6	52.2 a 59.1	56.6 a 64.1
164	50.5 a 54.3	53.1 a 59.9	57.3 a 64.9
165	51.2 a 55.1	53.8 a 60.6	58.0 a 65.5
166	51.8 a 56.6	54.5 a 61.4	58.7 a 66.3
167	52.5 a 56.6	55.3 a 62.0	59.3 a 67.2
168	53.3 a 57.5	56.1 a 62.7	60.0 a 67.8

Tabla de pesos ideales
MUJERES (mayores de 21 años) *(continuación)*

Talla (cm)	Complexión delgada (kg)	Complexión mediana (kg)	Complexión robusta (kg)
169	54.1 a 58.0	56.7 a 63.5	60.7 a 68.5
170	54.8 a 58.7	57.4 a 64.3	61.5 a 69.2
171	55.4 a 59.4	58.2 a 65.1	62.2 a 70.1
172	56.1 a 60.3	58.8 a 65.7	63.1 a 70.9
173	56.8 a 61.2	59.6 a 66.2	63.6 a 71.7
174	57.6 a 62.0	60.3 a 67.2	64.3 a 72.4
175	58.1 a 62.8	61.2 a 67.6	65.2 a 73.3
176	59.1 a 63.5	61.8 a 68.5	65.7 a 74.4
177	59.8 a 64.3	62.4 a 69.4	66.5 a 75.1
178	60.4 a 65.1	63.1 a 69.9	67.2 a 76.2
179	61.2 a 65.6	63.8 a 70.6	68.1 a 77.2
180	61.8 a 66.3	64.6 a 71.5	68.8 a 78.1

Una vez que hemos comparado nuestro peso con el que aparece listado en las tablas de acuerdo con nuestra estatura, debemos visualizar con cuidado a qué subgrupo pertenecemos, esto es, si somos de complexión delgada, mediana o robusta. Una vez hecho esto, se puede definir con mayor propiedad la meta que deseamos proponernos.

Tabla de pesos ideales
HOMBRES (mayores de 21 años)

Talla (cm)	Complexión delgada (kg)	Complexión mediana (kg)	Complexión robusta (kg)
155	40.7 a 43.8	42.5 a 48.0	46.2 a 53.3
156	49.5 a 53.1	52.3 a 57.5	55.9 a 62.7
157	50.1 a 53.7	52.8 a 58.4	56.6 a 63.4
158	50.7 a 54.2	53.3 a 58.8	57.1 a 64.1
159	51.1 a 54.8	53.8 a 59.3	57.6 a 64.6
160	51.7 a 55.3	54.4 a 59.8	58.1 a 65.6
161	52.2 a 55.8	55.0 a 60.4	58.7 a 66.1
162	52.8 a 56.6	55.6 a 61.1	59.2 a 66.8
163	53.4 a 57.3	56.0 a 61.5	59.5 a 67.5
164	53.8 a 57.8	56.5 a 62.3	60.2 a 68.2
165	54.4 a 58.5	57.4 a 63.3	61.0 a 69.2
166	55.2 a 59.2	57.8 a 63.9	61.6 a 70.1
167	55.8 a 60.1	58.5 a 64.5	62.4 a 71.0
168	56.7 a 60.8	59.5 a 65.4	63.1 a 71.9
169	57.5 a 61.3	60.0 a 66.2	64.1 a 72.6
170	58.2 a 62.4	60.9 a 67.2	64.8 a 73.3
171	58.8 a 62.8	61.4 a 68.1	65.7 a 74.3
172	59.5 a 63.8	62.3 a 68.5	66.2 a 74.8
173	60.2 a 64.3	62.8 a 69.3	67.1 a 75.8
174	60.8 a 65.2	63.6 a 70.1	67.6 a 76.5
175	61.8 a 66.1	64.3 a 70.7	68.4 a 77.2
176	62.3 a 66.1	65.0 a 71.4	69.2 a 78.3
177	63.8 a 68.4	66.4 a 73.2	69.8 a 78.9
178	63.7 a 68.2	66.5 a 73.4	70.6 a 79.9

Tabla de pesos ideales
HOMBRES (mayores de 21 años) *(continuación)*

Talla (cm)	Complexión delgada (kg)	Complexión mediana (kg)	Complexión robusta (kg)
179	64.4 a 68.9	67.1 a 74.4	71.7 a 80.9
180	65.2 a 69.7	67.8 a 75.1	75.1 a 81.5
181	65.8 a 70.4	68.6 a 76.0	73.1 a 82.4
182	66.5 a 71.1	69.3 a 77.1	73.8 a 83.5
183	69.3 a 72.1	70.2 a 77.8	74.5 a 84.0
184	68.0 a 73.0	70.9 a 79.1	75.5 a 85.3
185	68.9 a 73.9	71.8 a 79.8	76.6 a 86.0
186	69.3 a 74.2	72.2 a 80.8	77.6 a 87.0
187	70.4 a 75.4	73.5 a 81.7	78.5 a 87.9
188	71.1 a 75.8	74.1 a 82.2	79.2 a 88.9
189	71.5 a 76.8	75.3 a 83.5	79.3 a 89.9
190	72.2 a 77.5	76.2 a 84.5	80.7 a 90.7

Hecho esto, lo único que falta será poner manos a la obra para empezar el plan adecuado a nuestras necesidades específicas, de manera que alcancemos la meta que nos hemos fijado en un tiempo razonablemente correcto.

Cómo bajar de peso sin los efectos desagradables

Todo tipo de cambio implica una resistencia. En este caso específico, el cambio de régimen alimenticio implica la necesidad de enfrentarse a situaciones nuevas, molestias y ¿por qué no? a situaciones desagradables.

Esto se debe a que cuando se toma la decisión de disminuir de manera drástica determinados alimentos con los que, aunque nuestra figura estéticamente no lo demuestre, nos sentimos a gusto, pues recibimos con agrado los pastelillos, los dulces, los chocolates, las grasas y demás sabores condimentados. Cuando se nos eliminan estos gustos al paladar, nuestro organismo protesta.

Por otra parte, las dietas también poseen en sí mismas, efectos debilitantes, puesto que al disminuir alimentos de determinado grupo, también estamos reduciendo otro tipo de nutrientes que nuestro organismo requiere para llevar a cabo sus funciones correctamente. Este tipo de trastornos pueden ser la fatiga y la falta de sueño, además de la indigestión.

Asimismo, el consumo de complementos vitamínicos puede ser útil para restituir al organismo aquellas sustancias que hemos dejado de proporcionarle de manera natural.

Por otra parte, independientemente del tipo de dieta que se elija para bajar de peso, ésta deberá adoptarse de manera gradual, puesto que, por lo contrario, si se opta por llevar a cabo un régimen que ofrece “beneficios inmediatos”, lo más seguro es que con el paso del tiempo se desista y acabe por poseer unos kilos de más.

¿A qué se debe esto? Lo que ocurre es que quienes utilizan estos sistemas “rápidos”, no logran superar las privaciones a que se ven sometidos, y al ver que su organismo protesta de manera alarmante, deciden abandonar sus propósitos y volver a comer como antes, o peor aún, más que antes.

Así pues, lo recomendable es elegir una dieta cuyos resultados se alcancen poco a poco; también, puede resultar importante no fijarse una meta demasiado optimista. Lo mejor sería proponerse bajar, digamos, unos quinientos gramos por semana.

Aquí resulta importante destacar la necesidad de adoptar el régimen de manera gradual, pues esto permitirá que el organismo, acostumbrado quizá por muchos años a determinada dieta y costumbres alimenticias, no resentirá de manera agresiva el cambio que experimenta.

Por otro lado, la tendencia actual en materia de dietas, dicta la necesidad de no inducir a regímenes alimenticios que resulten dolorosos o desagradables para el organismo, a través de forzarlo a llevar a cabo ayunos totales o parciales que sean traumáticos. Más bien se ha llegado a la conclusión de que lo conveniente es elegir un plan alimenticio adecuado, balanceado y permanente, que incluya entre sus propósitos la eliminación de malos hábitos que son precisamente los que pudieron producir el sobrepeso.

Este tipo de hábitos, a los que probablemente ya nos hemos acostumbrado y que por tal motivo ni siquiera logramos percibir, son situaciones como: vida sedentaria, la falta de ejercicio, el consumo de alcohol y la creencia de que cualquier cosa que comamos está bien. Si analizamos cada una de estas, veremos que contribuyen de manera decisiva a esos kilos de más que poseemos.

Vida sedentaria

La mayor parte de nosotros, aunque nos neguemos a reconocerlo, optamos por buscar una forma de vida lo más cómoda posible. Utilizamos el automóvil hasta para ir a comprar el periódico, y no somos capaces de caminar las dos calles que nos separan de la tintorería para recoger nuestra ropa.

Si vivimos en el tercer piso de un edificio, optamos por esperar el elevador, sin percatarnos de que subir por las escaleras nos reportará invaluables beneficios a nuestros sistemas respiratorio y circulatorio.

Si trabajamos en una oficina, la mayor parte del tiempo buscamos una silla donde sentarnos, y cuando no usamos nuestro automóvil y tenemos la necesidad de viajar en transporte público, nuestros ojos buscan desesperados el primer asiento que se desocupe para sentarnos.

Si disponemos de un fin de semana para nosotros, optamos por quedarnos en casa a ver el partido de fútbol, o alquilamos una película y nos atiborramos de botanitas mientras vemos la televisión.

El paseo semanario con la familia muchas veces se limita a salir a comer fuera. Para ello, por supuesto, abordamos nuestro automóvil y procuramos estacionarlo lo más cerca posible de la entrada del restaurante, para no cansarnos demasiado antes y después de comer.

Estas rutinas impiden que nuestro organismo consuma suficientes calorías, y los músculos se vuelven flácidos y débiles, así como nuestros huesos, a los que no les imponemos la necesidad de fortalecerse a través del ejercicio.

Ejercicio

Muy poca gente adulta practica el ejercicio con regularidad. Esto se debe quizá a que todos encontramos pretextos por la falta de tiempo.

Durante la semana tenemos que levantarnos muy temprano para salir a trabajar y cuando regresamos, estamos tan cansados que nuestro cónyuge apenas si nos reconoce.

Los fines de semana, que podríamos aprovechar para hacer un poco de ejercicio (del tipo que sea, caminar, correr, jugar tenis, squash, natación, béisbol, fútbol, básquetbol, montar en bicicleta, etc.), "tenemos" que dedicarlos a la familia y para ello, corremos a nuestro coche y de ahí al supermercado, al cine o al restaurante.

Pues si hemos de dedicarle este tiempo a la familia, bien valdría la pena hacer ejercicio todos juntos.

Las ventajas del ejercicio para la salud son múltiples, puesto que éste proporciona una mejora notable en lo que al consumo y utilización del oxígeno se refiere. Ensancha los pulmones y permite que el corazón se esfuerce por bombear una mayor cantidad de sangre, con lo cual, las arterias se fortalecen y se elimina el colesterol que las recubre cuando se hallan con poca actividad.

Aparte de esto, la figura entera adquiere otro tipo de presencia pues los músculos y la piel en general se tonifican. La transpiración que eliminamos al hacer ejercicio nos libera de toxinas.

El consumo de alcohol

Mucha gente piensa que una copita al final del día no nos hace daño. Otros piensan que un par de copas los viernes por la noche tampoco pueden traerle consecuencias negativas a su organismo. Y existen aún aquellos que piensan que si se toman más de un par de copas de vez en cuando, en una reunión, no les pasará nada.

En efecto, si el consumo de alcohol es moderado, puede ser que no se dañe de manera inmediata al organismo. Sin embargo, habría que tomar en consideración ciertos puntos que vale la pena mencionar.

El alcohol contiene, en relación con otro tipo de alimentos, una elevada proporción de calorías. Independientemente de sus efectos nocivos para el organismo (estómago, hígado y páncreas), el alcohol puede resultar nocivo para otras zonas y funciones de éste.

Las calorías en exceso que se consumen al ingerir bebidas alcohólicas, se acumulan en el organismo, pues, por lo regular, cuando se toma alcohol, se está en un ambiente sedentario, esto es, se halla uno sentado y más aún, puede ocurrir incluso que se encuentre en una habitación donde todo el mundo está fumando, lo que enrarece el ambiente y permite una menor captación de oxígeno.

El consumo del cigarrillo es un punto y aparte, que no es tema de esta discusión, sin embargo, vale la pena resaltar sus efectos nocivos para el organismo, pues cierra las arterias y es un agente cancerígeno.

Retomando el punto del alcohol, quizá si fuera sólo una copa de vez en cuando, las calorías que se consumen pudieran diluirse entre el cúmulo de alimentos que se ingieren durante el día; lo realmente importante es cuando se consumen varias copas, ya que se multiplica el número de calorías.

Todo lo que comamos nos hará bien

Esta creencia es por demás equívoca, pues resulta de todos conocido el perjuicio que a nuestro organismo puede traer el consumo de ciertos alimentos, denominados "chatarra", por decir sólo un ejemplo. Estos son alimentos procesados industrialmente que requieren, por su sistema de distribución, de una gran cantidad de agentes conservadores para mantenerse en estado conveniente de consumo. Estos agentes resultan potencialmente dañinos para nuestro organismo, pues sus efectos pueden acumularse y trastornan el funcionamiento digestivo.

Si además de esto se añade que la mayoría de estos productos se procesan a base de grasas y que contienen, para darles su sabor particular, grandes cantidades de sal y de saborizantes artificiales, entonces puede comprenderse más fácilmente lo dañinos que pueden resultar.

El exceso de sal y de condimentos resultan contraproducentes cuando se trata de perder peso. La sal retiene el líquido de los tejidos e impide el adecuado intercambio de toxinas y su eliminación; mientras que los condimentos, además de tener propiedades similares, estimulan el apetito, de manera que, cuanto más producto se consume, más apetito nos da.

Si dejamos de lado los productos antes mencionados y nos abocamos a visualizar otros que, aunque no son considerados "chatarra", sí pueden tomarse como perjudiciales cuando se consumen en exceso, estamos hablando de los pastelillos.

Éstos son alimentos procesados con harinas que contienen elevadas cantidades de carbohidratos, además de un alto contenido de azúcar. Por supuesto, este tipo de alimentos proporciona una enorme cantidad de calorías a nuestro organismo, mismo que, si no cuenta con suficientes actividades para eliminar esta energía, acumulará sobrepeso.

Existen, como éste, infinidad de alimentos "reconocidos", que ofrecen una elevada cantidad de grasa y que también resultan un pésimo hábito alimenticio. Por mencionar sólo algunos, tenemos a los embutidos, los jamones, las salchichas, los pastranis, el tocino, las mortadelas y demás similares.

Todos estos productos contienen elevadas cantidades de nitrito y otras sustancias utilizadas como conservadores y saborizantes artificiales. De más está decir que estas sustancias resultan nocivas por sí mismas, independientemente de la enorme cantidad de grasa animal que poseen.

Conclusión

Es importante reconocer los hábitos alimenticios que hasta ahora hemos tenido y con los que habremos de luchar si en verdad deseamos beneficiar a nuestro organismo.

Reiteramos el hecho de que ningún cambio resulta fácil; sin embargo, el esfuerzo decidido para sacar adelante este propósito, bien vale la pena.

Cómo bajar medio kilo por semana

Si nos fijamos como propósito esta cantidad que pudiera parecer poco significativa (podemos hacer una pequeña operación matemática: en tan sólo cuatro meses se puede disminuir el peso corporal hasta 8 kilogramos), entonces habremos de partir de esta meta para proponer varias posibilidades.

Ahora nos compete averiguar qué tanto alimento del que consumimos utiliza nuestro organismo para llevar a cabo sus tareas y cuánto se acumula en materia grasa en nuestros tejidos.

Para tener un elemento más fácil de manejar, de forma que podamos realizar unas cuantas operaciones aritméticas sencillas, mencionaremos aquí el concepto de caloría. Ésta es una unidad de medida de la cantidad de calor o energía que nuestro cuerpo produce al metabolizar, desdoblar o descomponer en sus partes primigenias a los alimentos.

Cuando el organismo no utiliza toda la materia alimenticia por consumo de energía, mucha de ésta se elimina a través de los procesos normales de orina y heces; sin embargo, parte de esta materia se acumula como reserva energética.

Un kilogramo de materia energética equivale aproximadamente a 7,000 calorías. Con esta base podemos, con la ayuda de la tabla donde aparecen los valores calóricos de cada alimento, saber qué cantidad de alimento se debe eliminar para disminuir determinada cantidad de peso corporal.

Por ejemplo, si deseamos eliminar medio kilogramo de peso a la semana, entonces debemos disminuir de nuestro consumo calórico la cantidad de 3,500 calorías por semana.

No es propósito de este apartado ofrecer a ustedes la tabla completa de los alimentos y las calorías que representa cada uno de ellos, la cual se puede consultar muy fácilmente en el capítulo correspondiente. No obstante, mencionaremos algunos de éstos, en raciones de 100 gramos:

Alimento	**Calorías**
Bistec de res	170
Hígado de becerro	198
Prime rib (de res)	450
Pescado	175
Camarones	100
Salmón en lata	115
Salmón fresco	140
Bacalao	140
Atún en agua	110
Pollo sin piel	145
Pollo frito	250
Pavo	160
Leche entera	160

Alimento	Calorías
Leche descremada	120
Yogurt	150
Papas	110
Camote	190
Col	40
Brócoli	40
Nabos	50
Lechuga	36

Sólo a manera de ejemplo, se pueden ver sencillamente los productos que contienen un mayor grado de calorías, con lo cual, por supuesto, existen más posibilidades de acumulación de grasa corporal.

Si el propósito es eliminar 3,500 calorías por semana, dividamos esto entre siete días y nos dará una reducción de 500 calorías por día.

Si deseamos conocer la cantidad de energía (o calorías) que nuestro organismo gasta durante un día (de 24 horas), podemos realizar un cálculo aproximado, tomando en consideración los valores que se presentan en la siguiente tabla:

Actividad	Gasto de calorías por hora
Ligera	
Estar acostado o dormido	80
Estar sentado	100
Manejar automóvil	115

(continúa)

Actividad	**Gasto de calorías por hora**
Estar de pie	140
Trabajo en casa	180
Moderada	
Montar bicicleta	200
Caminar	200
Cortar el pasto	250
Remar	300
Nadar	300
Bailar	350
Patinar	350
Vigorosa	
Tenis de mesa	350
Patinar (en hielo)	400
Tenis	430
Montar bicicleta (rápido)	600
Correr	900

Si ponemos como ejemplo a una persona que duerme 8 horas, permanece sentado otras 8, camina 3 horas, maneja su coche 3 horas, y está de pie 2 horas (que suman 24 horas), podemos calcular su gasto energético para este día específico de la siguiente forma: 8(80) + 8(100) + 3(115) + 3(200) + 2(140) = 2,665 calorías.

Si su consumo de calorías es solamente de 3,000 (por decir una cifra, que en realidad no es muy alta), entonces podremos ver que existe una diferencia diaria de 335 calorías, que se acumularán como sobre peso. Al cabo de 30 días habrá subido 1.34 kg de peso (335 × 30 ÷ 7,500 = 1.34).

Por otra parte, si sus hábitos de actividad permanecen constantes y de igual forma su consumo de alimentos se acerca hasta igualar su consumo energético, entonces permanecerá en su peso estable.

Sin embargo, si sus hábitos de actividad permanecen constantes y se disminuyen suficientes alimentos de su dieta para eliminar 500 calorías de su organismo por día, entonces, al cabo de 30 días, habrá bajado 2 kg de peso.

Por supuesto, esto sólo es un ejemplo; lo importante es que cada uno de nosotros sea capaz de comprender la forma en que las calorías se acumulan como materia energética en nuestro cuerpo, y la manera en que ésta puede eliminarse, ya sea a través de una disminución de la ingesta de alimentos o del aumento en el consumo de calorías mediante la actividad física.

Cómo bajar unas cuantas calorías sin notarlo

Si después de conocer la manera en que se pueden disminuir 500 calorías diarias, a través de la supresión o modificación de determinados hábitos alimenticios o de actividad, entonces se verá lo fácil que resulta bajar unas cuantas calorías en multitud de oportunidades durante el día.

- Evite comer los huevos fritos; en lugar de esto, cómalos tibios, cocidos o ahogados en agua.
- Si tiene sed, en lugar de correr a destapar un refresco, imagínese lo sofisticado que se verá si se toma una copa de ¡agua!
- Evite el helado, en lugar de esto, puede congelar un poco de yogurt. Tendrá una textura similar, con mucho menos calorías.
- Cuando le sea imposible evadir el helado, prefiera en su lugar las nieves. Se preparan con agua y no a base de crema y leche.
- Desgrase la carne antes de asarla. La grasa en frío es visible.

- Retire la piel del pollo, en cuanta oportunidad tenga. Ésta sólo posee grasa y escasos nutrientes.
- Cuando vea televisión, hágalo de pie el más tiempo posible; consumirá una mayor cantidad de calorías que estando sentado, y más aún que acostado.
- Ponga la menor cantidad posible de sal a sus alimentos, esto hará que los tejidos retengan menos líquidos; a su vez, éstos desintoxicarán su organismo una vez que sean eliminados.
- Si sus actividades son absolutamente sedentarias, y se ve obligado a permanecer mucho tiempo bajo un mismo techo, procure buscar cualquier pretexto para caminar o mantenerse de pie.
- Si el hambre le llama y le exige comer algo, procure elegir una fruta, en lugar de un dulce o de una galleta, ésta contiene mayor cantidad de fibra que absorberá los líquidos y lo hará sentirse lleno, con un menor aporte de calorías.
- Levántese temprano. No duerma demasiado, entre más tiempo permanezca activo, más energía gastará.
- Si desea usar mantequilla, no la utilice recién salida del refrigerador. Úsela al tiempo, ya que de este modo untará menos sobre su pan.
- En lugar de freír el pescado, cómalo cocido con limón o prepárelo al vapor.
- Si va a algún lugar que se encuentra a cinco cuadras de distancia, no use su automóvil, camine.
- Si el autobús está por irse y usted no quiere perder la dignidad al correr para alcanzarlo, procure cambiar esta actitud por dos razones: se irá sin usted y, si co-

rre, disminuirá un puñado de calorías, usted se sentirá satisfecho y llegará a tiempo.

- Si usted había bajado las escaleras que lo separaban de la calle y recordó haber olvidado algo, no piense: "Bueno, no era importante". Mejor suba y regrese por ello, así hará ejercicio.
- En lugar de mayonesa para sazonar sus ensaladas, procure utilizar limón, vinagre, mostaza, pimienta, orégano u otras hierbas de olor, secas y pulverizadas. Aprenderá a disfrutar diversos y exóticos sabores que no lo subirán de peso.
- Si en casa tiene una bicicleta "abandonada", en lugar de pensar en "venderla por lo que nos den", mejor salga y móntense en ella de vez en cuando.
- Si compró una tabla para el abdomen, no la arrumbe bajo la cama, úsela.
- Pegue dentro de su refrigerador un mensaje con letras grandes: "¡No lo hagas!" Esto puede darle risa, pero resulta efectivo.
- Dígale a sus conocidos que ha decidido bajar de peso. Esto lo comprometerá más con sus propósitos, pues no sólo quedará mal consigo mismo si claudica.
- Si usted no está haciendo "nada" en casa y alguien necesita algo de la tienda, ofrézcase a ir por ello.

No coma solamente por comer

Mucha gente acostumbra ingerir alimentos en todo momento, no sólo a la hora de las comidas. Quizá, esto se debe a sus malos hábitos, o a lo que para ellos es una verdadera necesidad.

El deseo de comer, en ocasiones, obedece a causas distintas del hambre. A veces, la sensación que se tiene en el estómago es mas bien de angustia, misma que, por cierto, provoca estímulos similares al hambre, pues se perciben ciertos gorgoreos en el estómago, resequedad en la boca e inquietud general del organismo. Esto, por supuesto, se puede confundir fácilmente con el hambre.

Cuando la angustia se vuelve crónica puede convertirse en depresión, lo que generará una mayor necesidad de satisfacer este estado anímico del organismo confundido, ya de por sí, con hambre. Esto producirá un deseo irrefrenable de comer cualquier cosa, en todo momento. Habrá quienes siempre tengan a su lado una bolsita de papas fritas o una caja de chocolates.

La mayor parte de la gente que ingiere alimentos entre las comidas, prefiere aquellos que contienen un alto contenido de dulce. La razón es, probablemente, que el dulce nos hace sentir bien, eleva nuestro nivel de azúcar en la sangre, con lo que nos revitaliza y sentimos de inmediato un golpe energético que hace volvernos activos.

Desafortunadamente, este volumen excesivo de azúcar y de energía que no gastamos, es el que hace que las personas suban más rápidamente de peso.

Si sumamos a la ansiedad que se percibe por motivos propios de trabajo, problemas en el hogar o en la escuela, y el hecho de encontrarnos con sobrepeso, todo esto nos obliga al consumo de una mayor cantidad de azúcares para sentirnos mejor.

Por otra parte, cuando nos ponemos a dieta, el temor de no poder salir adelante con nuestro propósito, nos genera una ansiedad que, traducida como un síntoma de hambre, nos obliga de nuevo a la búsqueda de alimento.

Lo que resulta en verdad importante, es tratar de identificar las diferentes sensaciones que se perciben cuando en realidad se tiene hambre y cuando es solamente ansiedad. Una vez identificadas estas sutiles diferencias, será más fácil refrenar el impulso de comer cuando nuestro organismo lo que nos pide es tranquilidad y no mayor cantidad de alimento.

Es probable que sea difícil identificar estas diferencias; sin embargo, se puede hacer a través de observar ciertos detalles.

Descartando la posibilidad de una enfermedad como la diabetes, problemas serios de la digestión o alguna otra causa de tipo fisiológico, si una persona tiene hambre al poco tiempo, digamos entre una y dos horas después de haber tomado cualquiera de los alimentos fuertes del día (el desayuno, el almuerzo, la comida o la cena), lo más probable es que no sienta apetito sino ansiedad.

También habrá que tomar en consideración la posibilidad de que haya ocurrido durante la jornada algún hecho extraordinario que le cause tensión y ansiedad. Tampoco es por hambre.

Por otra parte, si ha transcurrido un periodo superior a cuatro horas desde su último alimento fuerte, o si ha dejado de consumir alguno de estos alimentos, o el estómago produce verdaderos ruidos y movimientos, o quizá el día ha resultado un poco más atareado que de costumbre, lo que ha generado un mayor consumo de energía que requiere ser repuesto, entonces lo más probable es que, efectivamente, se tenga hambre.

Una vez identificadas las diferencias que nos permiten dilucidar si lo que percibimos es hambre real o simplemente angustia que nos impele a comer, debemos tomar conciencia de la necesidad de dejar de comer cuando en realidad no tenemos hambre.

Es probable que aún identificadas las causas de este apetito extraordinario que en ocasiones sentimos, nos resulte un tanto difícil el hábito de sobreponernos a base de comida extra. Sin embargo, quizá la ayuda de un profesional sea de utilidad, pues el terapeuta bien puede ayudar para que encontremos una forma de disminuir la tensión excesiva, así como la orientación adecuada sobre métodos alternos que permitan liberarnos de la angustia sin tener que acudir a la comida para sentirnos mejor.

El hambre es un hecho definitivo

En efecto, si consideramos que para bajar de peso se tienen que gastar más calorías de las que se ingieren, entonces entenderemos que el organismo, tan pronto percibe este desequilibrio, tiende a hacernos una llamada de atención para que repongamos lo que nuestro cuerpo está perdiendo. Y esta llamada de atención es el hambre.

También es un hecho que todo tipo de dieta produce hambre. Aun cuando muchos autores de dietas afirmen que la suya específicamente no produce hambre, esto no resulta cierto. Es imposible que el organismo deje de resentir cuando se está tomando parte de sus reservas energéticas, así que, si consideramos que el hambre siempre estará presente cuando se lleva un régimen dietético, lo mejor será buscar la manera de congeniar con éste.

Pero, ¿cómo se puede congeniar con el hambre? se podría preguntar usted. La forma quizá no sea fácil de seguir, sin embargo, hay quienes afirman que una pizca de hambre ayuda a apreciar mejor el esfuerzo que se realiza en beneficio de una mejor figura.

También puede resultar estimulante saber que el sacrificio que se realiza, nos demuestra el hecho de que podemos tener bajo control a nuestro organismo y sus demandas.

Esto nos revitaliza en el sentido de crecer nuestra autoestima, pues sabemos que somos capaces de sacrificar determinados beneficios o placeres inmediatos, en pro de una vida más plena, saludable y una mejor estética.

Otra forma de controlar el hambre es a través de expresiones positivas que hagan que el subconsciente reconozca el beneficio obtenido a través de la dieta o supresión de los placeres inmediatos.

Así pues, podemos decir a nosotros mismos que "somos capaces de esperar hasta la hora de la comida, para tomar algo", o que "hemos decidido tener un poco más de hambre".

Este tipo de expresiones resultan benéficas, puesto que ayudan a nuestra mente a percibir la sensación de hambre como algo benéfico, en lugar de sentirla como una tortura.

Algunas dietas bajas en grasas

En este apartado veremos algunas dietas cuyo contenido es bajo en grasas; sin embargo, no se propone que se eliminen por completo estos elementos, pues ninguna dieta quedará perfectamente balanceada sin contar con los suficientes productos de origen graso, que resultan, asimismo, indispensables para el correcto desempeño del metabolismo.

Dieta No. 1

Desayuno

1 vaso con jugo de toronja
2 rebanadas de pan integral tostado, con una cucharada de queso cottage
1 vaso con leche descremada

Comida

2 sandwiches que contienen:
   2 rebanadas de pan integral

- 1 ración de pavo cocido
- 2 rebanadas de jitomate
- 1 hoja de lechuga
- 1 cucharada de mayonesa light

1 vaso con jugo o agua de frutas

Cena

2 quesadillas asadas sin aceite
1 ración de col picada, aderezada con vinagre y orégano
1 vaso con jugo de frutas

Dieta No. 2

Desayuno

1 taza con all bran y *Nutrasweet*
1 vaso con leche descremada
1 rebanada de pan integral tostado
1 vaso con jugo de naranja

Comida

2 hamburguesas que contienen:

- 2 bollos de trigo
- 2 raciones de carne de res asada
- 2 cucharaditas de catsup
- 2 rebanadas de cebolla
- 2 rebanadas de jitomate
- 1 hoja de lechuga
- 1 cucharada de mostaza

1 manzana
1 vaso con jugo o agua de frutas

Cena

1 ración de ensalada de lechuga, con limón
2 rebanadas de pan integral tostado
1 taza con café

Dieta No. 3

Desayuno

½ melón
2 rebanadas de pan integral tostado
1 vaso con jugo de naranja

Comida

2 tacos de pollo (la tortilla sólo calentada sin freír)
1 ración de col
¼ de aguacate
1 mandarina
1 vaso con jugo o agua de frutas

Cena

1 plato con tallarines cocidos y queso manchego rallado
1 rebanada de pan integral tostado
1 taza con café

Dieta No. 4

Desayuno

1 vaso con jugo de toronja
2 huevos tibios con una pizca de sal
2 rebanadas de pan integral tostado
1 vaso con leche descremada

Comida

1 filete de pescado cocido al vapor
2 papas al horno, con yogurt natural
1 ración de ensalada de lechuga
1 vaso con jugo o agua de frutas
1 durazno

Cena

1 taza con café
1 rebanada de pan integral tostado
1 ensalada de verduras que contiene:
  3 rebanadas de jitomate
  2 hojas de lechuga
  3 rabanitos
  1 calabacita cocida
  50 gramos de queso manchego
  1 cucharada de mayonesa light

Dieta No. 5

Desayuno

1 vaso con jugo de naranja
2 huevos revueltos con 1 cucharadita de aceite
2 rebanadas de pan integral tostado
1 vaso con leche descremada

Comida

1 taza con arroz cocido al vapor
1 bistec de res asado
1 ración de ensalada de verduras cocidas
1 vaso con jugo o agua de frutas

Cena

100 gramos de pechuga de pollo cocida
1 ración de ensalada de lechuga con jitomate
1 taza con café

Algunas dietas bajas en carbohidratos

En este apartado veremos algunas dietas cuyo contenido es bajo en carbohidratos; sin embargo, no se propone que se eliminen por completo estos elementos, pues ninguna dieta quedará perfectamente balanceada sin contar con los suficientes productos de origen carbohidrático, que resultan, asimismo, indispensables para el correcto desempeño del metabolismo.

Dieta No. 1

Desayuno

1 vaso con jugo de toronja
2 huevos revueltos con tocino
1 rebanada de pan tostado integral
1 vaso con leche descremada

Comida

1 ración de pollo asado
1 ensalada de verduras (lechuga, calabaza, chayote y jitomate)

1 manzana cocida
1 vaso con jugo o agua de frutas

Cena

1 rebanada de filete de pescado asado
1 ración de col y chayotes cocidos
1 rebanada de pan tostado integral
1 taza con café

Dieta No. 2

Desayuno

2 peras
1 ración de ensalada de pepinos con rábano
1 rebanada de pan tostado con mantequilla
1 vaso con leche entera

Comida

1 ración de pechuga de pollo frita
1 ración de ensalada de brócoli con jitomates
1 trozo de queso blanco
1 rebanada de pan tostado
1 naranja

Cena

1 bistec asado
4 espárragos con 1 cucharada de mayonesa light

1 rebanada de pan tostado
1 taza con café

Dieta No. 3

Desayuno

1 vaso con jugo de toronja
2 huevos tibios
1 rebanada de pan tostado integral con mantequilla
1 vaso con leche entera

Comida

1 ración de hígado de ternera frito
1 ración de espinacas crudas con jitomate
1 rebanada de sandía
1 vaso con jugo o agua de frutas

Cena

1 taza con café
1 hamburguesa asada que contiene:
  1 bollo
  1 ración de carne molida asada
  1 rebanada de jitomate
  1 hoja de lechuga
  1 cucharada de catsup
  1 cucharadita de mostaza

Una actitud de dieta

Pero ¿existe realmente una actitud de dieta? Bueno, quizá el término acaba de ser acuñado. Sin embargo, el hecho real es que aquellas personas a quienes sí les funciona su dieta, poseen una actitud muy diferente de las que fracasan con ella.

Primeramente, han decidido sacar adelante su proyecto de dieta porque se han convencido de los beneficios que les reportará estar más delgados, más ágiles, más saludables y con una mejor presencia física.

Partiendo de este hecho, y sin haberse visto obligados por nadie más que por ellos mismos, a bajar de peso, han decidido poner manos a la obra para sacar adelante sus propósitos.

Este es el principio de la actitud de dieta.

A partir de aquí, al margen del régimen dietético que hayan elegido, se dedican a seguir las indicaciones de su plan y descubren que paso a paso, semana con semana, comienzan a perder esos medios kilos de más que les sobran. Por cierto, es importante destacar que funcionan realmente todos aquellos regímenes balanceados que incluyen alimentos de todos los grupos, no hacen que el organismo se sienta excesivamente debilitado, y cuentan con un proyecto a largo plazo.

Pues bien, la meta que se fije deberá ser razonable en cuanto a kilos por perder y a un plazo lo suficientemente grande que permita obtener resultados efectivos, mas no debe pretender visualizarlos a la vuelta de unas cuantas semanas.

Una forma sencilla de comprobar si la dieta está funcionando es pesarse con regularidad, por lo menos una vez a la semana. Hacerlo a diario podría ofrecer ciertos conflictos, pues aunque parezca difícil de creer, todos los días son diferentes en cuanto al consumo de alimentos, a su propio metabolismo, y, por supuesto, al grado o nivel de actividad que desarrollamos durante cada uno de ellos. La decisión de revisar el peso por semana, pudiera darnos un valor promedio real de lo alcanzado durante los 7 días del tratamiento.

Mientras se sigue la dieta, resulta conveniente hacer un detallado análisis acerca de las razones que nos impulsan a ingerir alimentos entre las comidas: ¿El estrés? ¿Las preocupaciones del trabajo, de la casa, del colegio? ¿Los disgustos? ¿Los temores? Obsérvese que aquí se han descartado razones de hambre verdadera. Una vez analizados estos motivos, debe forzarse al subconsciente a evitar que los problemas se inmiscuyan con la dieta, de manera que cuando se sienta preocupado, no corra al refrigerador para mitigar esta preocupación, pues se debe estar consciente de que esto no solucionará el problema.

Si por alguna causa llegamos a tropezar en el camino y caemos en la tentación de darnos un pequeño agasajo gastronómico, y luego nos arrepentimos de ello, lo mejor es mirar el incidente con humor y decidir que no se repita "por lo menos no tan seguido". Recordemos que de vez en cuando vale la pena premiarnos.

Si verdaderamente durante el proceso de la dieta, sentimos la necesidad de ingerir algún alimento, luego de descartar "hambres fantasmas" debidas a tensiones o preocupaciones, el hambre verdadera puede mitigarse con alimentos nutritivos que sean bajos en grasas y carbohidratos, como una manzana, por ejemplo.

Por mucha hambre que se pueda sentir a la hora de cualquiera de las tres comidas principales, procuraremos disfrutar de los alimentos, en vez de engullirlos tan deprisa que no tengamos siquiera tiempo de masticarlos adecuadamente. Recordemos que la acción de masticar no tiene sólo el propósito de triturarlos y mezclarlos con la saliva, primer elemento digestivo del organismo, sino también envía señales a nuestro cerebro para indicarle que comenzamos a satisfacer nuestro apetito. De manera que, cuanto más despacio comamos, masticando adecuadamente, mejor aprovecharemos los alimentos, pues éstos serán digeridos adecuadamente y nuestra mente recibirá la señal de que estamos satisfaciendo nuestro apetito, evitando así que nos pida más alimento.

Evitemos en lo posible todo tipo de tentaciones gastronómicas que nos abran el apetito innecesariamente.

Mantengamos una actitud de control en nuestras acciones, evitando manifestar continuamente lo triste y terrible de nuestra situación, por no poder comer aquellos deliciosos postres que tanto nos gustan.

Durante todo el tiempo que dure la dieta, procuremos mantener en nuestra mente una actitud que demuestre la satisfacción que sentimos con la nueva figura que estamos adquiriendo, aun cuando ésta sea únicamente doscientos gramos más delgada. Pronto serán varios kilogramos de peso menos. Para esto, no hay nada mejor que la imagen que nos refleja el espejo, pero no aquella que ve todo el mundo de nosotros, sino la que nuestra mente forma la de una persona esbelta, elegante y de atractiva figura.

Al llegar a la meta

¡Felicidades! Cuando se alcance la meta, no se piense que es el final del camino, muy por el contrario. Veamos nuevamente a nuestro fiel y discreto adulador que es el espejo. Este nos mostrará la imagen que en un principio habíamos formado en nuestra mente y que hoy, después de un poco de sacrificio, que no fue tanto, se ha vuelto una realidad.

¿Es el momento de dejar la dieta?

¡No!, de ninguna manera. Lo que hasta ahora hemos llamado dieta, después de que han transcurrido varios meses, no días ni semanas sino **meses**, ya no podemos seguir considerándola así, ya que se ha vuelto para nosotros un verdadero régimen alimenticio, que nos ha proporcionado una esbelta figura, además de una nueva forma de ser, de pensar y de actuar con mayor seguridad en nosotros mismos.

¿Cómo es posible que pensemos siquiera en abandonar tan preciada amistad? Lo que debemos hacer es adoptar a esta dieta como nuestra forma de alimentación definitiva.

No se piense que por haber bajado de peso con este régimen, seguiremos bajando hasta desaparecer. No, de ningún modo. Recordemos que el propio organismo busca su equilibrio y en cuanto al peso, no existe diferencia. El peso ideal de una persona es aquél en el que el individuo se siente bien, cómodo, fresco, ágil, con ánimo y energía para enfrentar la vida, y si así nos sentimos, sigamos con este régimen que nos ha dado tan buenos resultados.

Venza la fatiga y depresión de la dieta

Por lo regular, las personas que son obesas y pretenden seguir una dieta, consideran que con el paso del tiempo y conforme avanzan en la pérdida de peso, comenzarán a sentir un vigor y una energía inusuales, sobre todo debido a que por su exceso de peso, el cansancio es natural en ellos. Sin embargo, resulta sorprendente darse cuenta del hecho de que mucha gente, en lugar de percibir una mayor energía en sus cuerpos, se sienten fatigados y deprimidos.

Cuando estos síntomas llegan a presentarse, muchos se sorprenden de ellos, y aún así piensan que esto es una situación natural y pasajera que, con el paso del tiempo, desaparecerá y comenzarán a sentir ese aumento de energía que desean.

Muchas de las personas que siguen con su dieta llegan, efectivamente, a sentirse mejor, y comienzan a ver en sus ojos nuevamente un brillo que les da ánimos para continuar con su régimen. Por el contrario, a otras tantas no les ocurre lo mismo y perciben con desaliento que la fatiga y la depresión cada vez son más pesadas, y comienzan a alarmarse.

Cuando acuden a ver a su médico para explicarles los síntomas generales de debilitamiento, por más que éste trata de decirles que es pasajero o que puede ser de carácter psicológico, la verdad es que no logran ni convencerlos, ni hacer que desaparezcan estas señales.

De este modo, las personas que padecen fatiga en exceso durante las primeras semanas de su tratamiento dietético, optan por dejar de sufrir y regresan a sus anteriores hábitos alimenticios, con lo que se dan por vencidas en su intento para bajar de peso.

Por supuesto, ésta no es la mejor solución, ya que se ha comprobado que en realidad, cuando un individuo se encuentra en un peso muy inferior al que originalmente poseía estando obeso, adquiere una agilidad y energía de la que carecía entonces. De aquí la importancia de ser constantes con el seguimiento de la dieta. Sin embargo, sí existen causas colaterales que propician esta fatiga y sensación de depresión anímica, he aquí algunas de ellas:

Falta de hierro

Si consideramos que aun comiendo "normalmente", a mucha gente le hace falta el suficiente hierro en su dieta, entonces ¿qué se puede esperar cuando se sigue un régimen bajo en calorías?

El hierro es un elemento indispensable para la producción de hemoglobina, sustancia que se encuentra en el plasma sanguíneo, y cuya tarea primordial es llevar oxígeno fresco a todas y cada una de las células del organismo. Si este elemento se encuentra en bajas proporciones en su sangre ¿cómo es posible que se pueda sentir animado para hacer las cosas? Lo más probable es que se padezca algún tipo de anemia por falta de hierro, desde la incipiente hasta alguna más grave.

Otro síntoma que indica la falta de hierro en la alimentación, es un mal funcionamiento de la memoria o un fuerte latido cardiaco cuando se hace cualquier tipo de esfuerzo ligero, desde una pequeña caminata, subir escaleras, o una corta carrera.

Cuando se sigue un régimen dietético, resulta importante averiguar qué tipo de elementos alimenticios se solicita reducir en su consumo, ya que de esta manera se puede conocer la cantidad de hierro que dejará de consumirse.

Esto se menciona debido a que algunos nutriólogos aseguran que su dieta es magnífica para la reducción de peso, se hallan incluso en contra del consumo excesivo de hierro, y pretenden hacer que sus seguidores lo disminuyan de su ingesta diaria, al proponerles que dejen de tomar ciertas legumbres como la espinaca, el rábano, los frijoles, y otros elementos que lo contienen en cantidades importantes. Recientemente, ciertos estudios pretendieron demostrar que una cantidad excesiva de hierro, pudiera llegar a ocasionar trastornos cardiacos. La verdad es que esto aún no se ha comprobado debidamente y, sin embargo, sí se ha podido demostrar la urgente necesidad que se tiene de este elemento para la formación de glóbulos rojos en la sangre.

Otro hecho alarmante es que una serie de estudios ha demostrado que en un elevado porcentaje de la población, se ha encontrado niveles muy bajos de contenido de hierro en su alimentación, lo que da como resultado efectos nocivos que van desde la desnutrición hasta diversos tipos de anemia.

En el caso específico de las mujeres, éstas son más susceptibles que los hombres a perder hierro debido a sus periodos menstruales, en los que eliminan una considerable cantidad de sangre.

Si a esto sumamos que las mujeres son las que precisamente en mayor número se someten a las técnicas de reducción de peso, a través de disminuir sus consumos alimenticios, puede verse de manera muy objetiva el hecho de que se disminuye considerablemente el consumo de este elemento.

Por otra parte, existen dietas que obligan a la reducción o cancelación definitiva de la ingesta de productos proteínicos, debido a que con ellos se ingieren altas cantidades de grasa, específicamente en la carne roja (res). Muchas mujeres toman al pie de la letra esta indicación, y se privan del consumo de carne roja de todo tipo, incluyendo el hígado de res y de becerro, con lo cual también están disminuyendo de manera drástica el consumo de hierro proveniente de tejidos animales, el cual, por cierto, se absorbe de manera más fácil por el organismo, que el hierro proveniente de otro tipo de elementos, como las verduras y legumbres que lo contienen.

Si a esta situación le sumamos el hecho de que muchas mujeres deciden tomar, en lugar de leche que contiene grasas, un café o un té con sus alimentos (aunque éste no contenga azúcar, sino esté endulzado con producto sintético), entonces se puede ver que aunque se consuma hierro, éste será más difícilmente asimilado por el organismo, debido a la acción de la cafeína sobre el hierro contenido en los alimentos. Sin embargo, esta acción no tiene efectos tan nocivos sobre los alimentos, si se toma el café una hora antes o después de ingerirlos.

Una forma de saber si se tiene anemia, es acudir con el médico y solicitarle que averigüe sus niveles de hemoglobina y de hierro, a través de un sencillo examen de sangre.

Luego que el médico haya ordenado las pruebas y obtenga los resultados, sabrá el estado de salud en que se encuentra y podrá, asimismo, dictar las medidas pertinentes para que usted recupere sus niveles normales de hierro, y su estado anímico y de salud general se vea considerablemente mejorado.

¿Qué pasa con las dietas?

El hecho es que prácticamente cualquier tipo de dieta que tenga como propósito reducir el peso corporal a través de la disminución de los alimentos (lo cual, aunque parecería redundante, resulta lógico ya que existen dietas que no exigen la reducción de ningún tipo de alimento, sino simplemente la disminución de peso a través de un aumento en el gasto energético por medio de ejercicio) va a reducir la cantidad de nutrientes y micronutrientes (vitaminas y minerales) del organismo.

A partir de esto, debe tenerse mucho cuidado para evitar la reducción de los micronutrientes; en especial el hierro y el potasio, ya que estos elementos son importantes para el manejo de la energía corporal.

Si se considera que muchas dietas exigen, para que se cumpla con sus propósitos, que se retire el consumo de carne de la dieta, entonces será difícil alcanzar a cubrir el requerimiento diario mínimo de 18 miligramos de hierro.

Sin embargo, a través de una combinación cuidadosa que no implique una rutina demasiado tediosa en la alimentación, sí se puede alcanzar a cubrir este requerimiento de manera natural, como podrá apreciarse a través del análisis de la tabla siguiente.

Si a partir de la lista de contenido de hierro en los alimentos puede usted preparar una combinación que le parezca variada, nutritiva y agradable para lograr cubrir los requerimientos diarios del hierro, sin tener que verse forzado a consumir del diario hígado de res, entonces ha encontrado la forma de volver a recuperar la energía que siente disminuida debido a la dieta o a su propia alimentación regular.

Sin embargo, si considera que no puede lograr aprovechar este nutriente a partir de los productos naturales expuestos en la lista y en otros productos no mencionados expresamente, entonces puede resultar conveniente pensar en la posibilidad de tomar un complemento de hierro a través de un complejo multivitamínico o píldoras exclusivas. Sin embargo, habrá que considerar que los complementos de hierro pueden llegar a irritar el estómago, de manera que no deben consumirse sino en días alternados. Consulte a su médico y él le indicará el mejor momento y la forma en que deberá tomarlos.

Tabla de contenido de hierro

Alimento	Contenido de hierro (mg)
100 g de hígado de res	12.0
100 g de hígado de pollo	7
100 g de almejas y ostiones	5
1 taza con frijoles de soya	5
1 taza con frijoles	4.4
1 taza con lentejas	4.2
½ taza con chabacanos secos	4.1
100 g de carne de res o cerdo	3
1 taza con betabeles cocidos	2.8
100 g de camarones	2.5
1 camote	1.7
100 g de pollo	1.5
1 taza con arroz blanco	1.3
1 huevo	1.2
1 rebanada de pan de trigo integral	.8
1 rebanada de pan blanco	.7

Falta de potasio

Este es otro problema que, como ya se ha mencionado, también resulta de vital importancia para controlar la liberación de energía proveniente de los tres grupos de alimentos: proteínas, carbohidratos y grasas.

La deficiencia de potasio provoca síntomas similares a la del hierro: cansancio muscular, lo que hace que las personas no se sientan con ánimos ni siquiera de levantarse de la cama.

Cuando se sigue una dieta alta en frutas, verduras y legumbres, esto es, fibra natural en carbohidratos y proteínas, puede ocurrir un desequilibrio temporal en el funcionamiento del organismo que provoca evacuaciones diarreicas. Se puede observar durante este tiempo una reducción considerable de energía, debido a la pérdida continua de líquidos que de igual forma nos hace disminuir las concentraciones de potasio en el organismo.

El potasio se pierde debido a varias causas: cuando se sigue una dieta baja en carbohidratos, los cuales, entre otras cosas, permiten una mayor retención de líquidos corporales; el consumo de diuréticos que expulsan los líquidos del organismo; por disminución en el consumo de frutas, que aunque tienen un alto contenido de potasio, se dejan de tomar por su nivel de azúcares; y por un excesivo consumo de sal, ya que se sabe que ésta retira el potasio de las células, y lo deposita en el torrente sanguíneo en dirección a los riñones para su expulsión.

La forma de conservar el potasio es revirtiendo las cuatro causas del párrafo anterior, de manera que no se sigan dietas exageradas que retiren por completo a los carbohidratos ni las frutas de la alimentación, evitando el consumo de diuréticos que retiran demasiado los líquidos y disminuyendo en todo lo que sea posible el consumo de la sal.

Resulta más conveniente tomar el potasio de las fuentes naturales como: plátanos, melones, jitomates, aguacates, papas blancas, nueces, habas, naranjas y sandías (éstas últimas con todo y semillas, ya que en su interior se encuentran altas concentraciones de este mineral); que hacerlo a través de comprimidos en cápsulas, que llegan a irritar el estómago.

Algunos problemas digestivos

Los procesos digestivos se vuelven habituales si se mantiene durante mucho tiempo, determinado régimen alimenticio. De esta forma, cuando se pretende introducir un cambio en cuanto al ritmo y calidad de los alimentos, lo más probable es que nuestro sistema digestivo proteste por ello.

La indigestión

La primera forma en que el aparato digestivo protesta en contra de los cambios que surgen durante el proceso digestivo se presenta a través de la indigestión, que no es otra cosa que las manifestaciones del estómago, intestino y demás órganos que intervienen en el proceso para indicar que el alimento está agrediendo al sistema y que éste lo ha resentido.

Los síntomas de indigestión son variables, pero puede ocurrir la coincidencia de alguno o varios de los siguientes: gorgoreos en el área estomacal producida por exceso de gases en el estómago o en los intestinos; dolor en el área pleural, similar al dolor cardiaco que puede reflejarse hacia cualquiera de los dos brazos, los codos e incluso los dedos índice y anular de las manos; palpitaciones, aceleración del pulso cardiaco; ardor en el área del estómago o del esófago con posible reflujo de líquidos del estómago hacia el esófago, con sensación quemante en esta última zona; sensación de sudoración en la parte del cuello y en las manos; mareos y la producción de gases intestinales.

La indigestión puede ser leve o aguda, y puede ser causa de una equivocada combinación de alimentos, quizá provocada por una dieta mal planeada.

En caso de presentarse este tipo de padecimientos, lo mejor será acudir lo antes posible con el médico, quien tomará las medidas pertinentes del caso.

Otras causas de indigestión leve

Cuando uno se encuentra en un estado de tensión, preocupado o molesto por determinada circunstancia, ocurre que la digestión entera puede llegar a detenerse, lo que conduce a la indigestión. Esto puede ocurrir sin importar que se haya consumido un alimento ligero.

Para evitar este tipo de situaciones, lo mejor es no discutir, sobre todo a la hora de la comida. Si este tipo de situaciones se han presentado, puede resultar conveniente dejar los alimentos para un poco más tarde, de modo que la tensión haya desaparecido de nuestro organismo y podamos llegar a digerir los alimentos de manera adecuada.

Comer sin prisa

Ya se ha mencionado que se debe disponer de suficiente tiempo para digerir los alimentos y para ingerirlos.

En este punto, vale la pena recalcar la necesidad de masticarlos suficiente y comer despacio. Es necesario que éstos lleguen al estómago suficientemente impregnados de enzimas salivales que les permitirán su mejor digestión.

Fije sus horarios

Como ya se ha mencionado, la digestión es un proceso habitual, es decir, que posee la costumbre de llevarse a cabo a determinados horarios. De manera que si ya se tienen fijos éstas para cada uno de los tres alimentos principales del día, lo conveniente sería que no fluctúen de un día para otro, puesto que esta situación puede acarrear un descontrol para su sistema digestivo, mismo que utiliza biorritmos internos para programar la producción y descarga de todas las sustancias que requiere para llevar a cabo los procesos digestivos y metabólicos.

No debe acostarse luego de ingerir alimentos

Este hecho pudiera carecer de importancia, pero la experiencia nos ha mostrado que puede resultar verdaderamente dañino para el proceso digestivo en general.

Cuando se ingieren alimentos, sobre todo en cantidad importante, resulta conveniente mantener una posición erguida. Primero, al comer, el cuerpo debe permanecer sentado, pero lo más erguido posible, sin inclinarse hacia delante o atrás, de manera que el alimento fluya cómodamente hacia el estómago y de ahí comience su viaje a través del intestino delgado.

Después, conviene ponerse de pie o caminar por lo menos de treinta minutos a una hora, para ayudar a los intestinos a que el alimento se desplace a través de ellos.

Si por otra parte, después de haber ingerido una importante cantidad de alimentos nos recostamos o más aún nos acostamos completamente horizontal, es muy probable que la válvula que se encuentra entre el esófago y el estómago se abra, y el alimento refluya hacia arriba, de manera por demás incorrecta.

Aquí suceden varias cosas, en primer lugar, el esófago puede resentir la presencia de los ácidos estomacales, pues no está recubierto con elementos que lo protejan de estas sustancias agresivas; en segundo lugar, los intestinos no reciben el alimento que por gravedad debería salir del estómago y avanzar a través de ellos, de manera que, al no percibir el alimento, suspenden el proceso digestivo y, por consiguiente, los movimientos peristálticos que hacen que el alimento avance por el sistema.

Esta actitud postural impide la digestión y si recordamos nuevamente que los hábitos se vuelven regla para el sistema digestivo, entonces éste necesitará que después de los alimentos, cuando el cuerpo esté en reposo, deba ¡suspenderse la digestión!

Evitemos esta actitud postural, sobre todo inmediatamente después de haber ingerido alimentos. En su lugar, póngase de pie y camine, si es posible.

Las agruras

Este tipo de padecimiento es común, sobre todo en aquellas personas que se encuentran excedidas de peso.

Sin embargo, también puede ocurrir a personas delgadas, por otras causas.

Las agruras son una sensación de ardor en el área del esófago que puede llegar a subir hasta la misma garganta. Se producen por el reflujo de alimento, bañado de ácidos estomacales que producen un ardor quemante sobre el esófago y la garganta.

Se deben a varias causas: cuando se está de pie, puede ser que el exceso de gases estomacales presiona demasiado fuerte sobre la válvula del esófago y la abre, permitiendo el reflujo; mientras que cuando uno se recuesta, puede ser debido a que la propia gravedad impulsa los líquidos a subir a través del esófago.

Las agruras o acedías pueden mitigarse por medio de diversos remedios que van desde las sales de bicarbonato de sodio, hasta el gel de aluminio o magnesio. Con estos elementos se pueden mitigar, como se ha mencionado, dichos síntomas, sin embargo, es mejor atacar sus causas.

Estreñimiento

Se trata de la concentración de heces en el área baja intestinal, lo que produce una masa espesa y dura, difícil de evacuar.

Puede ocurrir que, aun cuando se han introducido en la dieta nuevos elementos que teóricamente deberían ayudar a combatir este problema, como lo son los elementos ricos en fibras provenientes de cereales enteros, frutas y vegetales, el organismo aún se llega a estreñir.

Probablemente esto ha sido a causa de una disminución brusca del nivel de azúcar en la dieta, ya que éste es considerado como un laxante suave. Después de unos cuantos días, el organismo se habituará y volverán las evacuaciones normales.

Otra causa de estreñimiento puede ser la falta de suficiente agua en la dieta. Es probable que se piense que tomando café, té o refrescos, sea lo justo para introducir el agua que el organismo requiere para sus funciones. No hay sustituto, el agua es imprescindible para el funcionamiento general de la digestión; los procesos de evacuación también la requieren.

Asimismo, una reducción brusca en el nivel de aceites o grasas que se consumen, puede dar lugar al estreñimiento, dado que el organismo se halla acostumbrado a este elemento, mismo que, entre otras cosas, también resulta útil para hacer que las heces se desplacen con mayor facilidad dentro del intestino.

Por último, el estrés resulta un elemento a tomar en consideración. Se ha comprobado que cuando la persona se encuentra en un estado de tensión fuera de lo común, los movimientos de su intestino llegan a alterarse e incluso detenerse, así se evita el avance correcto de las materias intestinales.

La úlcera

Mucha gente la presenta, sobre todo por presión social o laboral. Contra la imagen estereotipada que mostraba a individuos delgados, irritables y nerviosos con una tremenda úlcera, se ha llegado a la conclusión que esta enfermedad incide con frecuencia en las personas obesas. A su vez, se sabe que quienes consumen un elevado nivel de fibra en su dieta, se vuelven menos susceptibles a la úlcera.

La razón de la presencia de las úlceras estomacales es que, cuando el estómago se encuentra vacío, los ácidos secretados no actúan sobre los alimentos sino sobre las paredes del propio estómago, llegando a perforarlo.

Así sucede cuando alguien se somete a una dieta exagerada. Entonces el estómago posee sustancialmente menos alimento del que se halla acostumbrado a digerir; la cantidad de ácidos es la misma y puede proceder la úlcera.

Para evitarlo, procure las fibras; esto, además de proteger a su estómago del ataque de los ácidos, ayudará a su digestión y beneficiará a sus intestinos en sus movimientos.

Diarrea

Un síntoma por demás alarmante no sólo en cuanto a dietas se refiere, sino en todo momento, es la presencia de evacuaciones acuosas.

Sin estar a dieta, pudiera pensarse en el síntoma de algún tipo de infección intestinal, pero cuando se produce por la dieta, la situación no debe provocar suma alarma. En este caso, es probable que la diarrea obedezca a un cambio brusco en la alimentación, por ejemplo: si antes se acostumbraban carbohidratos, pastas y dulces, y ahora se ha optado por incluir elevadas cantidades de fibra provenientes de frutas, legumbres y granos enteros.

Hay personas que no logran comprender este efecto, que suele ocurrir sobre todo en los primeros días de la dieta y, asustadas, deciden volver a sus pasteles y golosinas. Una recomendación para evitar estos efectos, es la introducción gradual de fibra en la dieta.

Por otra parte, suele pensarse que la diarrea ayuda a la pérdida de peso, y así alcanzar la meta de una manera más rápida y efectiva. Grave error, si se toma en cuenta que el contenido de la diarrea es agua y un poco de fibra; entonces puede verse que las grasas, que son la reserva energética que se pretende eliminar, permanecen en el organismo. A su vez, la pérdida abundante de líquidos provoca deshidratación, que por sí misma puede traer consecuencias funestas.

Todo tipo de diarreas conllevan también a la eliminación de micronutrientes, principalmente sales y minerales, que el cuerpo requiere para llevar a cabo sus funciones adecuadamente. Tales elementos se pierden por una digestión acelerada y una inconveniente metabolización de los alimentos. En consecuencia, la diarrea no reporta ningún tipo de beneficio.

Para regularizar nuevamente las evacuaciones, se deben ingerir alimentos que contengan grasas y aceites suficientes. Así se evitará que los alimentos avancen rápidamente por el organismo.

El plátano siempre ha sido recomendado para evitar la diarrea, por sus propiedades astringentes y su alto contenido de potasio. Esto deberá complementarse con una ingesta suficiente de líquidos que recuperen el equilibrio de agua que se pierde con estas evacuaciones.

Tabla de calorías

A continuación, presentamos una tabla de los alimentos más usuales dentro de la dieta normal, con sus respectivos valores calóricos, de manera que se pueda tener una idea de la forma en que se suman los valores de energía que el organismo recibe y se puedan comparar con el gasto energético diario. De esta forma, se puede determinar si existe una relación que se encuentra en equilibrio, produzca sobrepeso o deficiencia.

Otra forma de utilizarla, es comparar los valores calóricos de dos alimentos, para elegir el que más nos guste, sin tener que sacrificar algunos gustos o premios que tengamos que darnos. Simplemente sustituimos varios elementos que sumen la misma cantidad de calorías y con ello no habremos dañado el proceso completo de la dieta, y sí podremos demostrar que ningún tipo de alimento, con la adecuada medida, puede aumentar nuestro peso. Claro está que debemos tener un control estricto.

Tabla de alimentos y calorías

Alimento	Ración	Calorías
A		
Aceite	1 cucharada	125
Aceitunas	10	65
Aguacate	medio	170
Alcachofas cocidas	1	10
Almejas	100 g	50
Almendras	15	90
Apio	½ taza	13
Arroz cocido	1 taza	70
Atún en aceite	100 g	200
Azúcar	1 cucharada	50
B		
Berenjena	100 g	19
Bolillo	1 chico	85
Bolillo	1 grande	120
Bollo	1	110
C		
Cacahuate tostado	½ taza	480
Calabazas	½ taza	20
Camarones fritos	100 g	220
Caramelos	100 g	390
Carne de res asada	80 g	290
Carne de res seca	100 g	200
Cebolla	1 chica	30
Cereal de arroz	1 taza	50

Alimento	Ración	Calorías
Ciruela pasa	½ taza	200
Col cocida	½ taza	20
Col de Bruselas	½ taza	30
Coliflor cocida	½ taza	15
Crema ligera	1 cucharada	45
Chabacanos	3 chicos	50
Chícharo	½ taza	60
Chile poblano	1	25
Chocolate	1 onza	140
Chuletas de cerdo	100 g	220
D		
Dátiles	½ taza	270
Dulces de chocolate	100 g	400
Dulces de mantequilla	100 g	400
Duraznos en almíbar	½ taza	80
E		
Ejotes	½ taza	25
Espárragos de lata	5 a 7 puntas	20
Elote en grano	½ taza	70
Espinacas cocidas	½ taza	25
F		
Flan	½ taza	120
Fresas	½ taza	30
Frijoles cocidos	½ taza	90

(continúa)

Alimento	Ración	Calorías
G		
Galletas dulces	1	40
Galletas saladas	2	30
Galleta nieve	1	25
Gelatina	½ taza	60
Guayabas	1 mediana	60
H		
Helado	½ taza	180
Hígado de pollo	100 g	170
Hígado de res	100 g	200
Higos	3	80
Hongos	½ taza	30
Hot cakes	3	220
Huevos	1	70
J		
Jamón	100 g	340
Jitomate	1	25
Jocoque	½ taza	40
L		
Leche de vaca	½ taza	70
condensada	½ taza	490
evaporada	½ taza	140
Lechuga	½ chica	20
Lentejas	100 g	105
Limones	1	25

Alimento	Ración	Calorías
M		
Macarrón cocido	½ taza	140
Mandarinas	1	45
Mangos	1	65
Mantequilla	1 cucharada	100
Mantequilla de cacahuate	1 cucharada	45
Manzana	1	65
Margarina	1 cucharada	100
Mayonesa	1 cucharada	90
Melón	1 rebanada	30
Mortadela	100 g	300
N		
Naranja	1	50
Nuez de Castilla	1 cucharada	50
Nuez de la India	¼ de taza	170
O		
Ostiones	5	65
Ostiones de sopa	1 taza	180
P		
Palomitas de maíz	1 taza	55
Pan blanco	1 rebanada	38
Pan francés	100 g	200
Papas cocidas	1	65
Papas fritas	10 rebanadas	140

(continúa)

Alimento	Ración	Calorías
Pasas	1 cucharada	30
Pastel de chocolate	1 rebanada	340
Paté de hígado	100 g	270
Pavo	100 g	180
Peras	1	60
Pescado blanco	100 g	170
Piña fresca	1 rebanada	0
Piña enlatada	½ taza	70
Pistaches	100 g	600
Plátanos	1	90
Pollo asado	100 g	220
Q		
Queso crema	1 onza	110
Queso gruyére	1 onza	105
Queso parmesano	1 onza	110
R		
Requesón	1 onza	27
Rábanos	2	4
Roast beef	100 g	450
S		
Salchichas de cerdo	100 g	470
Salmón ahumado	100 g	170
Salsa de soya	1 cucharada	10
Sandía	1 rebanada	45
Sardina de lata	100 g	200

Alimento	Ración	Calorías
T		
Tallarines cocidos	½ taza	120
Tocino	2 rebanadas	100
Toronja	media	40
Tortillas	1	60
U		
Uvas	1 racimo chico	60
V		
Vinagre	½ taza	7
Z		
Zanahoria cocida	½ taza	25

Tabla de bebidas alcohólicas

Bebida	Medida	Calorías
Cerveza clara	1 vaso	180
Cerveza oscura	1 vaso	210
Ginebra	1 copa	60
Jerez dulce	1 copa	40
Jerez seco	1 copa	30
Ron	1 copa	80
Sidra	1 copa	30
Vermut	1 copa	40

(continúa)

Bebida	Medida	Calorías
Vino blanco dulce	1 copa	27
Vino blanco seco	1 copa	20
Vino oporto	1 copa	45
Vino tinto	1 copa	20
Whisky	1 copa	65

Consejos generales

Cuando se habla de dietas que ofrecen maravillas, pues aprovechan sólo las ventajas de determinado alimento o grupo de alimentos, deben descartarse de lleno, pues no existe una dieta saludable que no contenga un sano equilibrio de todos los grupos alimenticios.

Estar a dieta no significa matarse de hambre y mucho menos atentar contra la salud del organismo a través de someterlo a carencias y privaciones.

Estar a dieta significa realizar ciertos sacrificios, pero esto no implica que pongamos en riesgo nuestra salud.

Ninguna dieta, por maravillosa que parezca, puede basarse exclusivamente en un determinado alimento o grupo, y mucho menos darse el lujo de despreciar los nutrientes de los demás.

Para ponerse a dieta, se requiere disminuir el número de calorías que se ingieren, pero no de forma indiscriminada y disparatada. Es preciso realizar un estudio cuidadoso de los requerimientos mínimos del cuerpo, para evitar que cuando se disminuya la ingesta de alimentos, éste lo resienta demasiado.

También es importante distribuir las calorías que se han de suprimir entre todos los alimentos que se consumen al día, tratar de evitar eliminar por completo cualquiera de ellos, excepto, por supuesto, aquellos que por sentido común poseen demasiadas calorías o grasas en exceso, los cuales pueden descartarse sin preocupaciones.

Índice

OTROS TITULOS PUBLICADOS

CONOZCA SU CARACTER A TRAVES DEL ZODIACO
HISTORIAS DE HORROR
LIBRO SUPREMO DE LOS SUEÑOS
MAGIA BLANCA
MAGIA NEGRA
MAGIA ROJA
PODER MISTICO DE LAS VELAS
RECETARIO DE MAGIA BLANCA
SUEÑOS Y SU SIGNIFICADO
EL LIBRO DE LOS HOROSCOPOS
EL KYBALION
EL TAROT Y SUS SECRETOS
LA MAGIA DE LAS VELAS
EL LIBRO DE LOS ANGELES (camino de la luz)
LOS ANGELES Y TU
PODER CURATIVO DE CUARZOS Y GEMAS
INTERPRETACION DE LOS SUEÑOS Y PESADILLAS
RECETARIO MEDICINAL AZTECA
CONSEJOS DE SAINT GERMAIN
BRUJERIA, RITUALES MAGICOS
ADELGACE COMIENDO
NUESTROS HIJOS

Intelligent Transportation Systems

New Principles and Architectures

CRC MECHANICAL ENGINEERING SERIES

Series Editor Frank Kreith

Published

Entropy Generation Minimization
Adrian Bejan

Finite Element Method Using MATLAB
Young W. Kwon and Hyochoong Bang

Fundamentals of Environmental Discharge Modeling
Lorin R. Davis

Intelligent Transportation Systems: New Principles and Architectures
Sumit Ghosh and Tony Lee

Mathematical and Practical Modeling of Materials Processing Operations
Olusegun Johnson Ileghus, Manabu Iguchi, and Walter E. Wahnsiedler

Mechanics of Composite Materials
Autar K. Kaw

Mechanics of Fatigue
Vladimir V. Bolotin

Nonlinear Analysis of Structures
M. Sathyamoorthy

Practical Inverse Analysis in Engineering
David M. Trujillo and Henry R. Busby

Viscoelastic Solids
Roderic S. Lakes

To be Published

Distributed Generation: The Power Paradigm for the New Millenium
Marie Borbely and Jan F. Kreider

Engineering Experimentation
Euan Somerscales

Energy Audit of Building Systems: An Engineering Approach
Moncef Krarti

Finite Element Method Using MATLAB, Second Edition
Young W. Kwon and Hyochoong Bang

Introduction Finite Element Method
Chandrakant S. Desai and Tribikram Kundu

Mechanics of Solids and Shells
Gerald Wempner and Demosthenes Talaslidis

Principles of Solid Mechanics
Rowland Richards, Jr.

Thermodynamics for Engineers
Kau-Fui Wong

Intelligent Transportation Systems

New Principles and Architectures

Sumit Ghosh, Ph.D.
Tony Lee, Ph.D.

CRC Press
Boca Raton London New York Washington, D.C.

Library of Congress Cataloging-in-Publication Data

Intelligent transportation systems : new principles and architectures / edited by Sumit Ghosh, Tony Lee.
p. cm. — (The mechanical engineering handbook series)
Includes bibliographical references and index.
ISBN 0-8493-0067-3 (alk. paper)
1. Transportation—Automation. 2. Transportation—Data processing. 3. Electronics in transportation. 4. Intelligent Vehicle Highway Systems. 5. Traffic engineering. I. Ghosh, Sumit, 1958– II. Lee, Tony, Ph.D. III. Series.
TA1230 .I564 2000
629.04—dc21 99-051774
CIP

International Standard Book Number 0-8493-0067-3
Library of Congress Card Number 99-051774
Printed in the United States of America 1 2 3 4 5 6 7 8 9 0
Printed on acid-free paper

Contents

Preface

The notion of transportation refers to the movement of people and goods across nontrivial geographical distances and its history is as old as our civilization. Its scope is enormous, ranging from people walking on the earth's surface to carts and chariots driven by animals, automobiles, trains, airplanes, and ships. Despite the great diversity in the modes of transportation, a unique characteristic emerges – the constant effort that has continued throughout history to improve its efficiency by providing information and guidance to the constituent entities. In the past, information was carried by people and by material in the form of messages and, as a result, the rate of propagation of information was closely related to that of the mode of the transportation. With the emergence of electromagnetic communication, in the last century, the discipline of transportation experienced a remarkable transformation. Information and guidance could now be provided much faster than the actual rate of movement of the people and goods implying a qualitative improvement in the transportation system. Thus, in the railway system, it became a standard practice for a station master of station A to "wire" ahead to the station master of station B the impending arrival of the train that has just passed A. For many reasons, including simplicity and the desire to maintain consistent control, the information and guidance providers of the transportation systems evolved as centralized units. A central control would gather information about every entity within a specific transportation system and provide guidance and information to them as necessary.

Towards the end of the twentieth century, the number of the constituent units in many transportation systems, especially the highway system, has simply skyrocketed. In the U.S. alone, there are over 200 million vehicles and over 4 million miles of paved roads. In addition, during specific times such as "rush-hour," the utilization of certain subsets of many transportation systems frequently exceeds the capacity, leading to grid-lock and related problems. Furthermore, the average person today is far more demanding when it comes to his/her freedom of choice and flexibility. For many transportation systems, the cost of expanding the existing infrastructure is prohibitively expensive. The result is a major strategic shift from building more infrastructure to providing timely information and high quality guidance towards improving the quality of transportation, within the confines of the existing infrastructure. In turn, the centralized paradigm is confronted with overwhelming challenges, from the sheer number of entities, the demand for faster and accurate information, and the need for high quality guidance.

To serve the needs of the future beyond the year 2000, transportation systems must necessarily undergo another radical transformation, namely from the centralized paradigm to the asynchronous, distributed paradigm that will integrate fast computers and high-performance computer networks through novel computer algorithms. This book focuses on the fundamental principles in future transportation systems that, in turn, give rise to new system architectures. The book argues strongly the need to design innovative and creative approaches to transportation problems, utilizing the fundamental principles, followed by thorough scientific validation. It stresses both the need for computer modeling and simulation of a representative system to help design and validate such complex, large-scale systems and the design of new performance metrics to estimate the performance of these systems. Although the scope of transportation systems is very broad, this book focuses in detail on two ubiquitous transportation modes – highway and railway systems. It presents the basic principles pertaining to travel-related decision making that includes coordination, control, and routing. These principles constitute the core of and apply equally to all transportation systems including passenger air travel, air freight, personalized rapid transit, etc. While these principles constitute one of several key advances necessary to usher transportation systems into the next century, other relevant issues such as driver behavior analysis, human factors, congestion originating in human behavior, and other traffic factors are beyond the scope of this book.

The development of this book has been motivated by two reasons. The first is my frequent frustration with current transportation systems and a sincere belief that the technology that is needed to alleviate the problem is already here. My frustrations, that I am certain I share with millions of my fellow human beings, include traffic congestion, lost luggage during air travel, misinformation about train arrivals at stations and public bus arrivals at stops, and driving in an unknown city late at night and getting lost. The General Electric locomotive-building unit reports, according to Carley in the *Wall Street Journal,* dated June 29, 1998, that locomotives sit idle as much as 40% due to bottlenecks in the rail corridors that stem from poor information, coordination, and control. We are convinced, through our fundamental analysis of transportation systems and our own research, that novel distributed control algorithms constitute the most logical choice for future transportation system architecture design. In our vision, we see a significant and increasing role for novel computer control algorithms and large scale, distributed software, in future transportation systems, providing an entirely new range of personalized, travel-related services, qualitatively enhancing the efficiency of movement of each entity throughout the system, sophisticated control of ramp meters at highway entrances, coordinating traffic flow in highways and street surfaces, providing personalized rapid transit services, and fostering a safe environment.

Second, we sincerely believe that to realize a qualitative jump towards intelligent transportation systems, the future highway engineer and traffic specialist must receive interdisciplinary training in civil and electrical engineering, transportation engineering and planning, human factors, and most importantly, computer science and engineering (CSE). Basic knowledge in the areas of distributed systems, algorithm design, networking, computer modeling, and distributed simulation, within CSE, are especially important for they hold the key to understanding the most complex, top-level system architecture. In the January 1998 issue of *Traffic Technology International,* while Prof. John Collura of the University of Massachusetts presents some details on a new undergraduate and graduate curriculum in response to the recent ITS movement, Prof. Chelsea White of the University of Michigan notes that the nature of future transportation problems is essentially interdisciplinary. Recently, Arizona State University has launched a Graduate Interdisciplinary Certificate program in transportation systems, supported by faculty from departments of planning and landscape architecture, civil and environmental engineering, geography, and aeronautical management and technology. The ideas and principles in this book also underlie the Autonomous Decentralized Transport Operation System (ATOS) that controls the world's largest transportation system – East Japan Railway Company. Developed by Hitachi, ATOS includes 5000 autonomous computers that control over 6200 trains/day [1].

Chapter 1 examines the essential nature of all transportation systems, especially from the perspective of future needs, and presents the fundamental principles that emerge from the analysis. This chapter presents key design issues of future systems including the control algorithms, the nature of the interactions between the different constituent entities of the system, and the network that interconnects the entities. It also underscores the role of modeling and simulation in the design of future systems. Chapters 2 through 4 present a number of case studies that encapsulate the principles outlined in Chapter 1.

Chapter 2 describes in detail the first study of a novel, distributed approach to routing of trains in a railway network. This chapter begins with an explanation of the traditional approaches to train control and presents a detailed, critical review of the literature. It then presents a new, distributed control algorithm, DARYN. The algorithm is first modeled for a small-scale railway network and then simulated on Armstrong, a loosely-coupled parallel processor to yield performance measures. Chapter 3 presents a highly sophisticated algorithm, RYNSORD, for efficient scheduling and congestion mitigation in railway networks. In RYNSORD, every train utilizes lookahead to dynamically re-plan its route and, at every stage, it reserves one or more tracks prior to utilizing them. The reservation process is characterized as "soft," i.e., less abrupt and more flexible in negotiation between the trains and stations, in contrast to the traditional, rigid, "hard" reservations. RYNSORD is modeled for a subset of the eastern United States railroad network and simulated on a network of 65+ SUN sparc 10 workstations. In Chapter 3, analysis of the performance data focuses on a comparison of the train travel times and a unique metric in the literature – quality of the routing decisions.

Chapter 4 introduces DICAF, a novel architecture for IVHS wherein the overall task of dynamic route guidance and intelligent congestion mitigation is distributed among every entity, i.e., automobiles and highway infrastructure, of the IVHS system. The term IVHS is utilized in the limited context of vehicles in highways while the term ITS commands a broader scope and encompasses all transportation systems. DICAF utilizes a continuous function – congestion measure, to influence route guidance, and presents a novel metric that contrasts DICAF's performance, for a realistic highway system, against the absolute best. While DICAF and RYNSORD share the common goal of achieving efficient allocation of system resources, they employ different strategies which, in turn, stem from their basic differences. While trains are confined along tracks which must be reserved exclusively prior to use, automobiles enjoy greater flexibility in sharing the road with each other.

Chapter 5 presents a systematic and detailed study of the stability of the novel computer algorithms for transportation, in the presence of perturbations. This analysis is key to understanding the robustness and resilience of the complex transportation systems. It utilizes RYNSORD to illustrate the basic principles. Chapter 6 presents new techniques that have been developed for the modeling and simulation of ITS designs.

Thus, the organizational philosophy of this book is as follows. While Chapter 1 presents the general principles, Chapters 2 through 4 address actual problems which serve as concrete examples from the real world. The thinking is that, despite the basic underlying similarity, each transportation problem is unique in its nature, characteristics, and requirements, and needs a custom solution to be developed that is subject to the general principles. It is hoped that the reader will internalize these general and particular concepts and synthesize innovative solutions to future problems.

This book is intended for graduate students in transportation engineering and computer science, researchers in the different disciplines of transportation, practitioners in railways, highway systems, and aviation, and policy makers for transportation infrastructure. It may be used as one of a limited number of textbooks in a graduate course in advanced transportation engineering. In addition to the theoretical concepts, computer modeling, and experimental analysis, this book provides to the readers executable simulators, included in the accompanying CD-ROM, for each of the systems described in the Chapters 3 through 5. The aim is to enable the reader to execute the simulations on a network of Linux workstations for different choices of parameters, network configurations, and input traffic data, to gain a deeper understanding through hands-on experimentation and experience. Instructors may also use the simulators as a part of a laboratory environment for students to work on laboratory exercises. Chapter 8 describes the use of the simulators. While these simulators are meant for academic use and are limited in scope, the reader may contact rynsord@enpc732.eas.asu.edu for pointers to industrial grade versions of the simulators.

The authors are indebted to many individuals who have contributed greatly to their understanding of the transportation systems. They include the first author's former students, Raj Iyer, M.D., Noppanunt Utamapathei, and Kwun Han who had pursued their degrees with him during his tenure at Brown University, Rick Backlund of the Federal Highway Administration, Boston, and Robert Shauver of the Rhode Island Department of Transportation. To the many authors of the papers in the transportation literature that helped us understand the discipline, we express our sincere gratitude. We are also grateful to the funding agencies of the U.S. Department of Defense for their continued support. Last, we express our sincere thanks to the staff at CRC Press for their enthusiasm and meticulous efforts.

Chapter 1

Fundamental Issues in Transportation Systems

By their very nature, transportation systems span nontrivial physical distances. Goods and people are transported from one physical location to another, utilizing routes that pass through one or more interchange points, also known as hubs or route points in the literature. The organization of the interchange points facilitate the sharing of resources and offer other conveniences such as refueling, etc. Thus, the constituent entities of transportation systems include the goods and people being transported and the interchange points, all of which are geographically dispersed. Before the discovery of electromagnetic communication, information on the transport of goods and people propagated along either with the transported material itself or was physically carried by some other means the speed of which was similar in scale to the rate of movement of the goods and people and the information about their transport.

The first major revolution in transportation coincided with the introduction of electromagnetic communication which enabled the propagation of information about the movement of goods and people significantly faster than the actual transport of the material at limited speeds. Thus, a modern transportation network may be viewed conceptually as consisting of two principal components: an information network that transports pure electromagnetic energy and a material transport network that carries goods and people. While the information network is optional but highly beneficial, the material transport network is a fundamental requirement.

The availability of computing engines fueled the second major revolution in transportation systems wherein fast and precise computers were exploited to efficiently control and coordinate the transport of goods and people across the system. Excellent examples of computer usage in transportation today include the centralized control for railways [2], centralized air traffic controllers, and traffic management centers [3] for automobiles. For simplicity and ease of comprehension, the coordination and control functions have been consolidated from the start into centralized units and continue to dominate to this day. The significant cost and bulk associated with the earlier computers had reinforced the decision to centralize. Under the centralized paradigm, first, relevant information is acquired from every constituent entity of the system at the centralized unit. The information may include the origin and target destinations of the units being transported, the transport related preferences, if any, of every unit, the state of occupancy of the transport paths between the interchange points, and the state of the information network. Next, the centralized unit executes a complex, decision-making program that aims to achieve overall efficiency, subject to specific pre-established criteria. The program computes the movement-related decisions for each of the units that needs to be transported, one at a time. Then, the decisions are propagated to the respective units which, in turn, realize them.

Conceptually, the generation of the decisions by the centralized computing engine may be slow, especially where the number of units in the system is large. Furthermore, the tasks of reading the information from all of the remote units, and relaying the respective decision to each of the distant units, one at a time, may greatly diminish the speed of decision making as well as the realization of these decisions. Slower decision making implies inaccuracy and imprecision. Furthermore, centralized units are highly susceptible to natural and artificial disasters. In reality, many of today's transportation networks are witnessing a dramatic increase in the number of the constituent units, faster rates of movement of goods and people, and a sharp increase in the demand for faster and more precise coordination and control. As a result, it has been projected that, for some transportation systems, even the use of today's fastest supercomputers may not be adequate. Recently, the U.S. Federal Aviation Authority (FAA) has initiated the concept of "free flight" [4] to enhance the safety and efficiency of the National Airspace System (NAS). The concept moves NAS from a centralized command and control system between pilots and air traffic controllers to a distributed system that allows pilots, whenever practical, to choose their own routes, dynamically, for efficiency and economy. To achieve safety within "free flight," the FAA must establish guidelines to control the flight routes. Fundamentally, the requirement in the current centralized approach that the decision making for the constituent units, X, Y,..., be sequential, is unnecessary. Where the resources pertaining to the transit of X are relatively independent of those pertaining to Y, the decision making for X and Y, in theory, may occur independently and simultaneously.

Today, the transportation discipline is on the brink of experiencing the third major revolution and possibly the most complex – the transformation from the centralized paradigm to the asynchronous, distributed paradigm that will integrate fast computers and high-performance computer networks through novel computer algorithms. The discipline of intelligent transportation systems (ITS) [5] encompasses all of the advances in transportation and calls for the design of innovative and creative approaches to the transportation needs, utilizing the fundamental principles, followed by thorough scientific validation.

1.1 Principal Characteristics of Intelligent Transportation Systems

The principal characteristics of ITS, that promises to gain increasing importance in the future, include the following:

1. **Automated computation:** Unlike in many transportation systems across the world where the decision making and the computation of the arrival times are still estimated manually, future system architectures must employ automated decision-making computer systems to yield accurate information and achieve precise control and coordination.

2. **The demand for flexibility and freedom of choice:** The frequent lack of flexibility, the absence of personalized services, and the availability of mostly inaccurate estimates, are increasingly being rejected by the customers of transportation systems. There is strong unwillingness to accept the traditional excuses of limited computational ability and network bandwidth. There is an increasing demand for flexibility, freedom of choice, and personalized service, and the trend is likely to continue into the future.

3. **The demand for accurate, i.e., precise and up-to-date, information:** In the traditional approach, data is first collected at a centralized unit, processed, and the resulting information is disseminated to the geographically dispersed customers. Given the geographical distance and the finite speed of propagation of electromagnetic radiation, when a customer intercepts information relative to the transport of a unit in transit, a finite time interval has elapsed since the information was originally generated. For dynamic systems, this delay implies that the information received by the customer has incurred latency and is, in essence, inaccurate and imprecise. The degree of the error due to latency is a function of the length of the delay, relative to the dynamic nature of the system, and the resolution of accuracy. Thus, latency is fundamental to every transportation system, and future system architectures must focus on distributed schemes that aim at eliminating all unnecessary sources of latency, where possible, and realizing efficient, accurate, and timely decisions.

4. **A fundamental, enabling characteristic of transportation networks:** Although it is obvious that matter in the form of goods and people is transported in a transportation network, the implication is profound. The material units being transported may carry with them their own computing engines which, at the present time, are also necessarily matter. In contrast, in a communications network, the units of information constitute pure electromagnetic energy and they cannot carry with them their own computing engines while in transit. While carried along with the goods and people, the computers, in turn, may facilitate dynamic, travel-related computations and decision making. Also, since the units of a transportation system may communicate with each other while in motion using wireless or infrared techniques, there is hope that the need for centralizing the information gathering and decision-making functions may be eliminated. The trend of decreasing physical size and cost, increasing capability, and lower power consumption in computer designs is encouraging and will likely render their use in transportation networks increasingly practical.

5. **The design of asynchronous, distributed algorithms for control, coordination, and resource management:** Since the constituent units and the resources of any transportation system are geographically dispersed, it is logical for future system architectures to exploit distributed algorithms. The units to be transported across a network are likely to request service independent of one another and at irregular intervals of time. Thus, the interactions in the system in essence will be asynchronous, requiring the design of asynchronous, distributed algorithms for control, coordination, and resource allocation.

   By design an asynchronous, distributed, algorithm for a transportation system must necessarily reflect the highest, meta-level purpose or intent of the system. The algorithm manifests itself in the behavior of every constituent unit. It will hold the potential of exploiting the maximal parallelism inherent in the system. Furthermore, local computations must be maximized while minimizing the communications between the entities, thereby implying high throughput, robustness, and scalability. The key properties of such algorithms are:

   (a) **Identification and Definition of Entities:** From the perspective of the control, coordination, and resource allocation algorithm, entities constitute the basic decision-making units and define the resolution of the decision behavior of the transportation system. From the perspective of the physical system, entities correspond to the system's natural, constituent elements and include the resources and the units to be transported. An entity must be self-contained, i.e., its behavior, under every possible scenario, is completely defined within itself. Every entity exists independent of all other entities and, therefore, its behavior is known only to itself. Unless the entity shares its behavior with a different entity, no one has knowledge of its unique behavior. Conceivably, an entity will interact with other entities. Under such conditions, its behavior must include the scope and nature of the interactions between itself and other entities.

   (b) **Asynchronous Nature of Entities:** In general, units requesting transport, are incident on the system at irregular intervals of time. Since the units are incident at different geographical points of the system, they are unaware of the presence of each other, their rates of progress are likely to be different, and their destinations are likely uncorrelated and different, and therefore the interactions in the system will be asynchronous. Time constitutes an important component in the behavior of the entities and their interactions. Although every entity by virtue of its independent nature may possess its own unique notion of time, when a number of entities $E_1, E_2, \ldots$ choose to interact with each other, they must necessarily share a common notion of time, termed *universal time,* that enables meaningful interaction. Universal time is derived from the lowest common denominator of the different notions of time and reflects the finest resolution of time among all of the interacting entities. However, the asynchronicity manifests as follows. Where entities A and B interact, between their successive interactions, A and B each proceeds independently and asynchronously. That is, for A, the rate of progress is irregular and uncoordinated (with respect to B) and reflects a lack of precise knowledge of the rate of progress of B, and vice versa. At the points of synchronization, however, the time values of A and B must be identical.

(c) **Concurrency in the Entities:** Every entity must necessarily be concurrent since every entity exists independent of others except for the necessary interaction with other entities. That is, the progress and rate of its execution is independent of those of other entities and, at any given instant during execution, the states of the entities are unique. In an implementation of the algorithm, every entity may be mapped to a concurrent process of a host computer system. The recognition that entities are concurrent is important for two reasons. First, it reflects the correct view of an actual transportation system and, as a result, the control and coordination algorithm represents reality closely. Second, when the algorithm is executed on a host computer system that contains adequate computing resources, the concurrent entities may be executed simultaneously by dedicated computing engines to achieve faster overall execution. Faster execution will enable, realistically, the execution of the algorithm a large number of times, for different parameters, yielding insight into the system design issues.

(d) **Communication between Entities:** Clearly, an entity may not possess total and accurate knowledge of everything it may need for its continued functioning, at every instant of time, due to the geographical distances and the finite speed of propagation of information. Therefore, the sharing of data and knowledge through interaction with other entities may constitute an important and integral component of the algorithm. Entities may interact with one another, and the nature of the interaction may assume different forms. First, each set of entities that interacts between themselves is identified and reflects the corresponding real-world system exactly. In an extreme case, any entity may interact with any other entity. Second, the necessary data and information must be shared between the interacting entities and appropriate message structures must be developed. Third, the information may be shared on a need to know basis to ensure privacy and precision. Fourth, all message communication is assumed to be guaranteed. That is, once a sender propagates a message, it is guaranteed to be received by the receiver(s). Thus, the sharing of data and information among entities implies a communication network that interconnects the entities and is an integral component of the algorithm. The topology of the network is determined by the nature of the interactions.

(e) **Proof of Correctness of the Algorithm:** By their very nature, the control and coordination algorithms are difficult for the sequential human mind to comprehend because they involve hundreds of autonomous entities executing simultaneously and asynchronously with no centralized agent responsible for controlling their activities. To ensure accuracy, correctness, and safety of a real-world transportation system under algorithm control, it is therefore crucial to develop a proof of correctness. Fundamentally, the proof of correctness must guarantee that the system operates correctly, i.e., the execution of the algorithm must accurately reflect reality. There must be the absence of any inconsistency such as accidents, as the system progresses towards its unique objective. The proof of correctness is especially important since each decision-making entity uses a subset, though a relevant fraction of, the system-wide information, and the data from other entities is subject to latency.

(f) **Robustness:** The asynchronous, distributed algorithm is expected to yield a robust system that, unlike a centralized system, is much less susceptible to natural and artificial disasters. Each geographically dispersed entity is a decision-making unit and the likelihood of a disaster affecting every entity is remote. Thus, even if one or more of the asynchronous entities fails, the remaining entities are not likely to be completely affected and the system is likely to continue to function, in a degraded mode. For the algorithm to operate under partial failures, exception handling must be incorporated into the design of the entities and their asynchronous interactions.

(g) **Performance:** The use of multiple processors, executing concurrently under algorithmic control, implies superior performance. The degree to which the algorithm is able to exploit the parallelism inherent in the underlying system is reflected in its performance metric. While every specific transportation system is likely to require its unique set of metrics, two criteria may be applied uniformly across all algorithms. The first, "performance scalability," detailed in Chapter 2, reflects the ability of the algorithm to continue to function, i.e., achieve the primary performance objective, despite increasing system size, i.e., increase in the number of entities constituting the system. Since the computation underlying the system-wide decision-making is distributed among every entity, as the system size increases, both the demand for increased computational power and the number of computational engines increase. Assuming that the communication network experiences proportional expansion, the ratio of available computational power to the required computational power is expected to decrease only by a marginal fraction, implying that the achievement of the primary performance objective will be affected only marginally. Second, consider a hypothetical mechanism that is capable of determining the absolute performance of any given real-world problem which, in turn, may serve as the ideal metric against which the performance of any algorithm may be evaluated. Chapters 3 and 4 present this metric in detail.

(h) **Stability:** Where the algorithm constitutes an implementation of a real-world transportation system, it is likely to be subject to unexpected changes in the operating conditions. The property of stability refers to the behavior of the algorithm under representative perturbations to the operating environment and is detailed in Chapter 5.

1.2 Scientific Validation of ITS Designs through Modeling and Simulation

The traditional approach to understanding the behavior of real-world transportation systems has been to develop analytical models that attempt to capture the system behavior through exact equations and then solve them using mathematical techniques. This has been adequate in the past and may continue to serve effectively in many disciplines. However, for many of today's transportation systems, given the increasing size and complexity which implies a large number of variables and parameters that characterize a system, the wide variation in their values, and the great diversity in the behaviors, the results of the analytical efforts have been restrictive. For example, researchers at PATH, Partners for Advanced Transit and Highways, at the University of California, Berkeley, have proposed an architecture for IVHS [6], wherein one or more automobiles are organized into discrete platoons that move through special lanes, similar to high occupancy vehicle (HOV) lanes, on existing freeways at very high speeds. When a vehicle enters into the network and announces its ultimate destination, the system assigns it a nominal route through the network. In their attempt to develop an analytic model of the architecture, utilizing the principles of control theory, PATH researchers encounter a system with a formidable number of states. Tomorrow's systems are expected to be far more complex, implying that modeling and large-scale simulation may be the most logical and, often the only, mechanism to study them objectively.

Modeling refers to the representation of a system in a computer executable form. The fundamental goal is to represent in a host computer a replica of the target transportation system's architecture including all of its constituent components, as accurately and faithfully as possible. Simulation refers to the execution of the model of the target system design on the host computer under given input stimuli and the collection and analysis of the simulation results. The benefits of modeling and simulation are many. First, they enable one to detect design errors prior to developing a prototype in a cost effective manner. Second, simulation of system operations may identify potential problems during operations including rare and otherwise elusive ones. Third, analysis of simulation results may yield performance estimates of the target system architecture. Unlike in the past, the increased speed and precision of today's computers promises the development of high fidelity models of transportation systems that yield reasonably accurate results quickly. This, in turn, would permit system architects to study the performance impact of a wide variation of the key parameters, quickly and, in a few cases, even in real time or faster than real time. Thus, a qualitative improvement in system design may be achieved. In many cases, unexpected variations in external stress may be simulated quickly to yield appropriate system parameter values which are then adopted into the system to enable it to successfully counteract the external stress. Last, the design of new performance metrics may be facilitated to gain a better understanding of the nature of the system behavior. The issue of determining appropriate input traffic demand patterns is discussed in each of the Chapters 2 through 6.

Chapter 2

DARYN: A Distributed Decision-Making Algorithm for Railway Networks

2.1 Introduction

A railway network typically consists of thousands of miles of tracks and hundreds to thousands of locomotives carrying goods and people from one place to another. For efficiency and modularity, usually, the tracks are divided into individual units, each of which may be controlled exclusively by the system. Thus, a train in propagating from location A to another location B may travel over several tracks. Given that two or more trains may need to use, at some time instant, the same track and that only one train may occupy a track at any time, the principal goal of the railway system is to allocate tracks to trains such that (i) collisions are avoided and (ii) the resources are utilized optimally.

Traditional approaches utilized the principles of centralized scheduling to achieve these objectives. In centralized scheduling, the destination of every train is known a priori by the dispatcher – a uniprocessor computer. Additionally, a dispatcher receives at regular intervals of time the current position and speed of every train and the status of every track in the system; for example, whether it is occupied or empty. The dispatcher analyzes these data sequentially and, based on a cost function, computes the subsequent sub-route that every train must execute. Thus, the dispatcher controls the status of every track and the subsequent movement of every locomotive to achieve overall optimal efficiency of resource usage.

Consider a railway network, shown in Figure 2.1, where the four tracks T_1 through T_4 connect the four stations A through D. The centralized scheduler is represented through the block DPU in Figure 2.1 that is connected to each of the tracks T_1 through T_4 by solid lines implying permanent communication link fixtures. Each line represents bidirectional flow of information. The status of the track is fed to the DPU and the DPU, in turn, propagates new instructions to the tracks. Where a train R_1 is propagating from the originating station to the destination station, a temporary communication link (perhaps a radio link) is established with the DPU. This link is canceled following the arrival of the train at its destination. Assume that at some time instant, trains R_1 through R_3 occupy the tracks T_3, T_1, and T_2 respectively. Thus, temporary links, shown through dotted lines in Figure 2.1, represent the bidirectional flow of information between the trains and the DPU. At certain time intervals, each of R_1 through R_3 and T_1 through T_4 propagate relevant information to the DPU. The time interval is determined based on the length of the tracks, speed of trains and information processing by the DPU, communication link delays, and the desired accuracy of the decisions. The DPU reads the data sequentially, analyzes them, and computes the subsequent tracks for R_1 through R_3 based on a cost function. The cost function may take into consideration the actual cost of using a track, the priority of the train, and future implications. The DPU propagates these decisions to the trains R_1 through R_3 sequentially and permits them to make appropriate movements. This process continues until all trains reach their ultimate destinations when the system is said to have terminated. For simplicity, the choice of the time intervals may correspond to the time instants when all trains have arrived at a station.

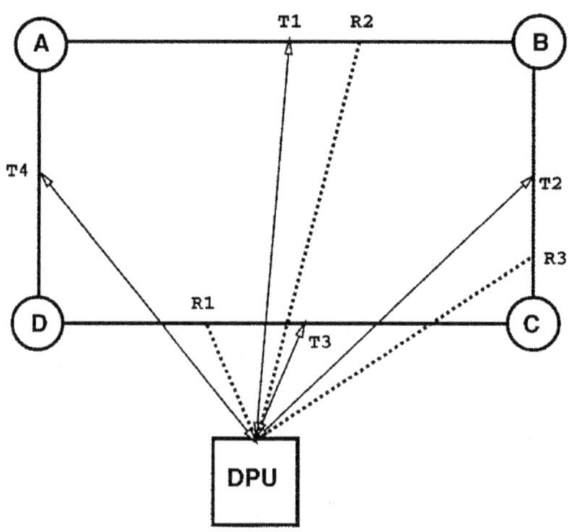

FIGURE 2.1
Centralized Scheduling in Traditional Approaches

A description of the centralized algorithm, using pseudo-code, is presented in Figure 2.2.

Graff and Shenkin [7] describe a simulation of a traditional algorithm, subject to a set of predetermined objectives, where the decision subroutine of the dispatcher is executed whenever a train arrives at a node (i.e., an intermediate station). This algorithm is also used by the Southern Pacific Transportation Company. The authors note that the CPU time required on an IBM PC remains manageable provided that the number of tracks and trains is limited to 15 and 25 respectively. Fukumori [8] provides an artificial intelligence approach to address the scheduling problem for a partially ordered set of events using the timetable as a given specification. Recent improvements to the traditional algorithm include sophisticated strategies to communicate train and track information to the dispatcher computer. Rao and Venkatachalam [9] present

```
main ()
 {
  open file to read information on all stations;
  open file to read information on all tracks;
  open file to read information on all randomly generated train information;

  interval = 1;
  while not (all trains arrive at destinations) {
    for this interval, read speed and position of every train;
    for this interval, read status of every track;
    determine subsequent tracks for every train through cost function evaluation;
    permit the trains to move to the the next tracks;
    interval <- next interval;
    verify whether all trains have reached destinations;
  }
 }
```

FIGURE 2.2
Algorithm for Centralized Scheduling

an experimental system that uses microprocessors to interlock control points, monitor track circuits, and interact between the track circuit and the locomotive currently occupying the track. The overall objective is to reduce the probability of accidents. Coll, Sheikh, Ayers, and Bailey [2] present a detailed description of the North American advanced train control system (ATCS) where the allocation of tracks to trains is controlled exclusively by a dispatcher. ATCS is novel in its use of transponder-computers that are embedded along the tracks to monitor the necessary data, on-board computers that enforce the allocations issued by the dispatcher, and a sophisticated computer-to-computer communications architecture. Kashyap [10] describes the role of telecommunications in the management of tracks in the context of Indian Railways. Vernazza and Zunino [11] present a distributed intelligence methodology for railway traffic control that is described as follows. The entire system of tracks is divided among a few decision centers (DCs) exclusively. When a train R_i occupies a track that is under the jurisdiction of a decision center DC_j, DC_j assumes the role of the dispatcher for R_i. When R_i needs to use a track that is controlled by another decision center DC_k, DC_j must negotiate with DC_k for the temporary privilege of using the track in question. A principal limitation of the approaches in References [2] through [10] is that they are limited to centralized scheduling and, as a result, such systems are bound to be slow for large systems. Furthermore, this may imply that the control mechanism is as ineffective as a real-time system. Evidently, the need to send information from every train and track to the dispatcher will imply slow communication. This results from the large signal propagation delays over the links and the time necessary for the dispatcher to read every piece of data. Conceivably, such delays may force trains to unnecessarily idle [12] at stations awaiting dispatcher's decisions or may lead to collisions. The approach in Reference [10], while representing an improvement over the earlier approaches, is limited in that it (i) resorts to a limited number of decision centers and (ii) lacks realistic modeling and detailed simulation study.

The remainder of this chapter presents a novel approach, DARYN, that addresses a number of limitations of the earlier approaches. Section 2.2 presents a detailed description of the DARYN algorithm and the issue of modeling on a loosely-coupled parallel processor. Section 2.3 describes the implementation of DARYN on ARMSTRONG. Section 2.4 presents measurements from the modeling and simulation and details an analysis of performance of DARYN.

2.2 The DARYN Approach

2.2.1 Algorithm

An analysis of the centralized algorithm reveals that the primary reason for the dispatcher to compute the routing for every train lies in the fact that the same track may be required by two or more trains at an instant of time. If the decisions for the trains are computed by agents that are completely independent and non-coordinating, this may lead to collisions that are unacceptable. DARYN proposes a solution that attempts to eliminate collisions, or equivalently, maintain consistency in all of the decisions while distributing the overall decision process among concurrently executable, natural entities that execute with a minimum of synchronizations. Thus, under these circumstances, the maximal inherent parallelism may be utilized. The word "natural" refers to the physical entities that are inherent in the system.

In DARYN, the decision process is distributed among the processors embedded in the stations and locomotives of the system. Every train and station executes its share of the decision-making concurrently and independently, subject to necessary synchronizations such that consistency is maintained and the overall system executes much faster. A processor, associated with a locomotive, possesses complete knowledge of the track layout of the entire network. Since the frequency of changes in the actual layout of the tracks is likely to be extremely low, it is realistic for the train computer to store this information as a part of its initialization. This chapter assumes that a train computer has accurate knowledge of the entire track layout at all times. Although the electronic storage requirement may seem significant, it is easily and economically achieved through the use of inexpensive CD-ROMs and 4mm digital audio tapes whose capacities are rated at 780 megabytes and 4 gigabytes respectively. While most of the track layout may be assumed stable, the relatively few dynamic changes in the track layout due to faults, maintenance repair, and others, may be easily read by the trains from the neighboring station-computers. The train computer, TC_i for train R_i is also responsible for evaluating the cost function and thereby determining an optimal route for R_i. In order to achieve its objectives, the train computers must interact with the station-computers that control the tracks exclusively. Each track is controlled exclusively by a single station-computer. For obvious reasons, the tracks in the vicinity of a station are controlled by that station-computer.

Initially, every track is unoccupied and every train, located at the originating station, is uncommitted with respect to its route. Following initialization, every train is fully aware of the entire network, i.e., the locations and owners of the tracks and every station-computer is aware of the tracks it owns. A train R_i uses its ability to evaluate the cost function and determine an optimal route. Thereafter, it propagates a request to the station-computer that controls the first track in its optimal route. This request is implemented in the form of a message and is sent by R_i to the current station S_j. Where S_j is the owner of the track in question, it examines other similar requests and arrives at a resolution, utilizing the notions of first-come-first-serve and priority. That is, a station determines the lowest time of all times of requests by trains corresponding to a particular track. The request corresponding to the lowest time is approved and all others are denied. The response to the original request is propagated by S_j to R_i. Where S_j is not the owner of the track in question, the request is routed to the appropriate station-computer, S_k, and a response from it is sent back to R_i via S_j. Where the request of train R_i is approved, the train may physically proceed on the track towards the subsequent station that constitutes a subset of its optimal route. However, if the request is denied, the train-computer must re-evaluate the next best route and repeat the process for the first track of this new route. Where a train's requests for tracks are repeatedly denied, either at the originating or any intermediate station, the train-computer must continue to issue requests. It is likely that such a scenario refers to a potential problem. Additionally, until a train is given permission to occupy a subsequent track, it may not move from the station where it is currently located. This guarantees absolute consistency of decisions. When the train reaches the subsequent station, it repeats the same negotiation process. Every station-computer performs two functions: (i) issuing permission or denials to requests for tracks that it owns and (ii) routing requests from trains to appropriate station computers as well as responses in the opposite direction. This process continues until all trains reach their destinations.

Thus, in DARYN, a train-computer may issue a request only when it is physically located at a station. Conceivably, the train-computer interacts with the station-computer through optical, infrared, or other means and the communication process is initiated as soon as the train enters the station. Given that trains may travel at a maximum speed of 200 km/hr and that the length of a typical station is 200 meters, the minimum contact time between a station and a train may be approximately 3.6s. This is, at least, several times larger than the CPU time (milliseconds) necessary for negotiations by the digital computers underlying the trains and stations and, as a result, in most cases, a train may not even need to physically stop at a station during the negotiation process. Also, a train-computer necessarily recomputes a new optimal path at a station once its request for access of a track, based on an earlier optimal route computation, is denied. Logically, one may argue in favor of permitting a train to request reservation on two or more consecutive tracks of its optimal route prior to permitting it to move. While this might facilitate efficient long-term planning, it has the potential to degrade overall performance by reserving tracks too soon thereby locking out tracks and leading to poor routing for other trains. DARYN is restricted to looking ahead and requesting reservation only up to the immediate track. Furthermore although the nature of the cost function may be complex, in this chapter, a simple cost function is assumed. Every track has the same cost associated with it and every train has the same priority. Assuming a X-Y coordinate system for the train network, where a train has to move M and N units in the X (horizontal) and Y (vertical) directions respectively, the cost function forces the train to first move in that direction given by the larger of the values M and N. When M = N, either of the X or Y directions may be chosen.

A necessary condition in the DARYN approach is that every station and train must possess clocks that conform to an absolute standard clock. At initialization, all such clocks are synchronized and reset to 0. This ensures consistency of timing of all requests, responses, and decisions.

As an example of the DARYN approach, consider the network in Figure 2.3. In Figure 2.3, the stations A through D are connected by the tracks T_1 through T_4. Assume that the station-computer for A controls the tracks T_1 and T_4 while each of the station-computers for B and D control the tracks T_2 and T_3 respectively. Thus, the station-computer for C owns no tracks. The station-computers communicate with each other through communication links that are laid alongside the tracks. Assume that, at a time instant, the system contains four trains R_1, R_2, R_3, and R_4. Trains R_1 and R_2 are asserted at station A at times given by t = 0 unit and t = 5 units respectively. Both are destined for C. Trains R_3 and R_4 are asserted at station C at times given by t = 0 unit and t = 5 units respectively. Both are destined for A. In DARYN, assume that trains R_1, R_3, R_2, and R_4 determine their optimal routes as $\{T_4, T_3\}$, $\{T_2, T_1\}$, $\{T_1, T_2\}$, and $\{T_3, T_4\}$ respectively. Thus, R_1 requests station-computer A for reserving track T_4 while R_3 sends a similar message to station-computer B via station-computer D. Both the requests will be granted and the trains will move on their respective tracks. Assume that the length of the tracks and the trains' speeds are such that R_1 reaches station C at t = 7 units and R_3 reaches B at t = 4 units. At this point, i.e., t = 4, R_3 will issue a request to and receive an approval from the station-computer A with regard to track T_1. Assume that train R_3 arrives at A at t = 6 units. At t = 5, train R_2 will issue a request to A for track T_1 and will be denied. Train R_2 may then reevaluate its routing and assume that it decides to issue a request to A for track T_4. This track, T_4, is also occupied until t = 7 and, therefore, the request will be denied. Train R_2 may then revert to its first choice and re-request node A for track T_1. This process will continue until A grants the request of R_2 at t = 6 units. Then, R_2 will move on T_1 to B at t = 8 units. Similarly, at t = 5 units, train R_4 issues a request to D for track T_3 and the request is granted. Therefore, R_4 moves towards C via T_3 and will reach C at, say, t = 8 units. Meanwhile, train R_1 arrives at C at t = 7 units and issues a request to D via C for track T_3. This request is denied. Since R_1 has no alternative, it has to wait at node C until a subsequent request to D for track T_3 is granted at t = 8 units. This process continues until all four trains reach their destinations. It may be observed that the routing decisions are made by the individual train-computers while the track allocations are performed by the station-computers and, as a result, the overall throughput is likely to be significantly higher than that of the traditional algorithm.

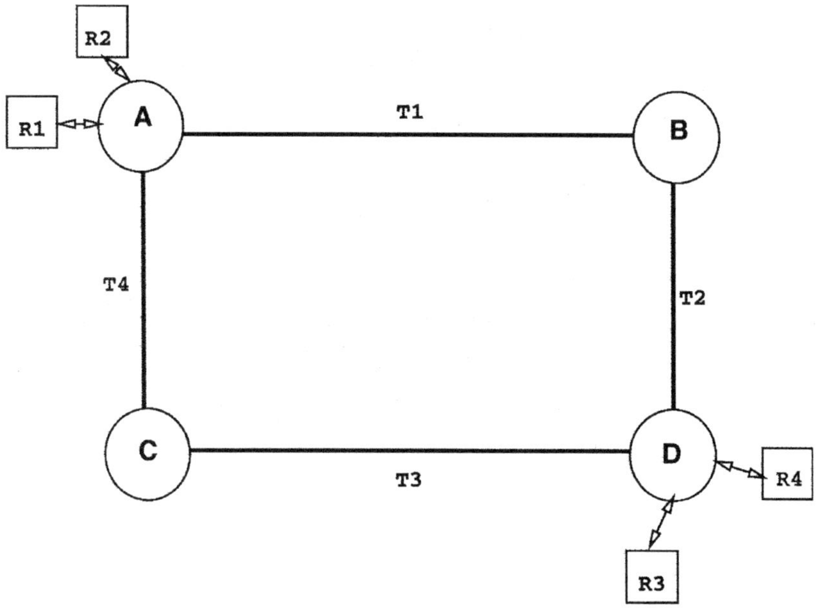

FIGURE 2.3
The DARYN Approach

Decisions are compute-intensive and as DARYN distributes decisions onto every physical entity of the railway network namely, locomotives and stations that execute on independent processors, the overall throughput is likely to be significantly higher than the traditional algorithm executing on a uniprocessor. Also, trains communicate with local stations, at best, and with neighboring stations, at worst. Thus, communication time is significantly less than the traditional approach where every train and track must send information to the fixed dispatcher-computer. Finally, as the number of trains and tracks increases, implying an increase in the size of the system, the computational requirement and the number of computational engines both increase. Thus, it is likely that the total CPU time will increase much more slowly than the corresponding traditional system implying superb performance for DARYN.

2.2.2 Proof of Freedom from Deadlock

DARYN is an asynchronous, distributed approach and it is deadlock-free. Multiple trains may propagate requests to compete for a single track, all such requests are ultimately routed to a single station-computer that owns the track exclusively. Upon receiving one or more requests, a station-computer must arbitrate, based on the time of arrival, and then generate and propagate a response – approval or denial, within a finite amount of time, to every requesting train. A station-computer's response is computed based on the total number of outstanding requests that it has received and is independent of all other entities in the system. Thus, the decision-making by the station-computer is centralized, as opposed to distributed. A station-computer also merely routes messages directed to and from trains and station-computers in finite time. Between the origin and the final destination, every train will continuously issue requests to the stations and await responses. Until a response is received from a station, corresponding to a request, a train will not issue a second request to any station. Every train's decision to propagate a request for a specific track is independent of any other train or station-computer. When a station-computer grants permission to a requesting train, the train then becomes the exclusive owner of the track for the duration of its travel. Thus, there is a complete absence of cyclic dependency and, therefore, the possibility of deadlock is eliminated and the issue of safety, i.e., two or more trains may not travel and collide on the same track, is guaranteed. Moreover, for a system with a finite number of trains and the existence of a set of track between the origin and destination for every train, DARYN guarantees that every train will reach its destination in finite time. The proof is contingent on the assumption that every station-computer handles a finite number of trains.

2.2.3 Modeling DARYN on a Loosely-Coupled Parallel Processor

To analyze its properties in detail, the DARYN algorithm is modeled on a loosely-coupled parallel processor, ARMSTRONG [13]. This testbed is appropriate because its architecture – concurrent processors communicating over explicit protocols — closely resembles the geographically distributed and concurrent train- and station-computers that communicate via explicit messages. ARMSTRONG [13] consists of 68 high performance MC68010 (10 MHz) processors that are connected through high speed communication links in the topology of a hypercube. Each processor is capable of executing an application program asynchronously and concurrently. Furthermore, processes executing on unique processors may communicate through explicit, high level communication primitives. In this investigation, for a given railway network, every station-computer is represented through an ARMSTRONG node. The communications channel between two station-computers is modeled through a software protocol established between the corresponding ARMSTRONG nodes. Ideally, one would like every train-computer in the system to be represented also by an ARMSTRONG processor. This would imply that a protocol must be established dynamically between an arriving train-computer and the station-computer where the train has just arrived. In addition, the protocol previously established between the train-computer and the previous station-computer must be deleted because, most probably, it will never be used again. The dynamic allocation and deallocation of protocols, while theoretically supported by ARMSTRONG, is unreliable and, therefore, unusable. In this research, train-computers are conceptually represented through migratory processes. When a train, R_i, resides at a station, A, the corresponding train-computer is implemented through a concurrently executable process along with the process for the station-computer, on the underlying ARMSTRONG node. When the train moves from A to B, the process on the previous node is disabled and the vital parameters for the train-computer are propagated in the form of a message to B. At B, a new, concurrently executable process is initiated along with the station-computer process on the underlying ARMSTRONG node. The train-computer process is customized with the parameters of R_i propagated to B. Thus, a train's functional behavior is executed successively on the ARMSTRONG nodes corresponding to the stations that the train visits until it arrives at its destination. That is, the train's parameters are successively updated and propagated from node to node as the train is propagated through the network. A disadvantage of this model is that the train-computers may not be modeled through independent, concurrent, ARMSTRONG processors. Furthermore, a node representing a station has to divide its computational ability between the station- and the train-computer processes. This dual role of the ARMSTRONG node evidently reduces the performance of the DARYN approach. An ideal model of DARYN would implement every train on a concurrent processor of ARMSTRONG.

At every ARMSTRONG node corresponding to a station of the railway network, a complete knowledge of the entire network is stored. When a train arrives at a station, the train-computer process reads this information. Every station-computer is fully aware of the rightful owners of every track in the system. This assumption is based on the idea that the frequency of change of the track layout is very small and any such change information is quickly propagated through the network. A request for a track, issued by a train-computer, is initially propagated to the station-computer where the train currently resides. Then, the message is routed to the station-computer that actually owns and controls the track. Upon receiving two or more requests for a track, a station-computer determines the lowest of all request times and grants approval to the train-computer with the lowest time of request. At this point, all other requests for the track are denied. Where more than one train-computer qualifies, the station-computer issues the approval to only one of them arbitrarily.

Since DARYN is asynchronous, each train-computer maintains its own time counter. Initially, all of the train-computers start with their time counters initialized to zero. As the simulation progresses, the train-computers increment their counters both as they compute train requests and as they move, i.e., the time it takes to traverse a track is the distance of that track divided by the speed of the train. Consequently, the advantages of asynchrony are concurrency and lack of complexity associated with synchronizing a large number of trains in a large system.

In ARMSTRONG, the communication process utilizes non-blocking primitives. Once a protocol is established, data may be passed between the nodes as follows. The sending node sends the data to the receiving node via an ipc_send(information_path, data_1, data_2, ...,data_n) command. The sender process receives an immediate response from the operating system with regard to the message. Where the message is sent successfully, the sending node receives a 1. Otherwise, it receives a 0 implying that the attempt failed. It is the responsibility of the sender process to attempt to send the message again in the future. Given that the system is asynchronous, the receiving node may not know the exact time when the sender has sent data. It executes an ipc_select(information_path), once every so often, to check if data has been transmitted along a particular information path. If the result is positive, the receiving node may read that data with an ipc_receive (information_path, data_1, data_2,...,data_n) command. Otherwise, the receiver does not execute an ipc_receive command. The ipc_select command is also non-blocking in that it will return immediately with either a positive or negative response.

For simplicity, the tracks are laid out in x (horizontal) and y (vertical) directions with the nodes laid out in a rectangular matrix. This ensures that the track request algorithm for each train remain as simple as possible. Each train calculates its track request by first computing the difference, in the X-Y coordinate system, between its current location and the final destination. If the Y-difference exceeds the X-difference, the train attempts to move in the Y-direction so as to move closer to its final destination. Similarly, where the X-difference is greater than the Y-difference, the train attempts to move in the X-direction. Thus, the train determines the appropriate track request and submits it to the corresponding node processor which controls the track. Once it receives a response – confirmation or denial — the train considers its next move. If a train is confirmed, it moves along the confirmed track. Where the train's request is denied, it recomputes a second track choice and resubmits it. A train's second choice consists in its attempt to move in the direction other than its first choice. This process continues until the train is granted approval on a track.

Given that the simulation on the ARMSTRONG system is also asynchronous, two or more messages sent from individual nodes at the same time instant may arrive at their destinations at times that differ greatly. This phenomenon introduces a "timing" problem in the simulation that may be described as follows. Assume that in a railway system shown in Figure 2.4, two trains are both headed towards the New York station.

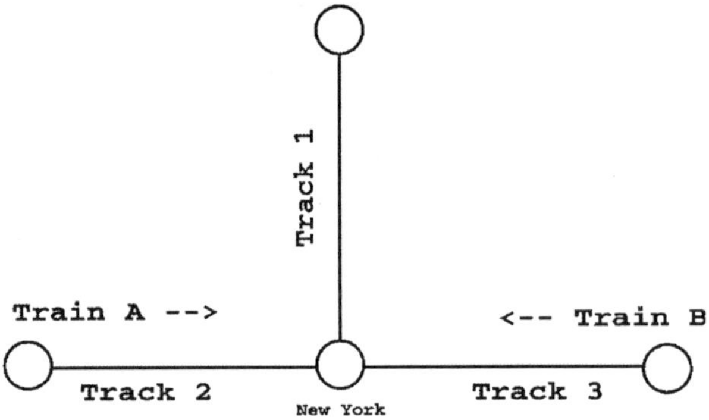

FIGURE 2.4
A Potential Timing Problem in the Distributed Simulation

While train A is traveling on track 2, train B is moving on track 3. Also, assume that upon arrival at New York, both A and B would wish to travel subsequently on track 1. In the real world, the following should occur. Where track 2 is much longer in length than track 3, assuming that both trains travel at the same speed, train B would arrive at New York prior to train A. Thus, the station-computer at New York would most probably grant approval of track 1 to train B. However, in the simulation, the time required to travel is not modeled because the authors intend to measure only the CPU times required by the decision processes. As a result, the following problem may occur. The message containing the parameters for train A arrives at New York prior to train B. That is, given that messages are propagated asynchronously in ARMSTRONG, train A may "electronically" travel faster than B. The station-computer at New York would, therefore, first grant approval to train A thereby creating an inconsistency. It may be stressed that this problem is purely the result of the hardware limitations of ARMSTRONG.

To address this timing problem, the time required by a train to travel from one station to the next is modeled through a scaled delay. Thus, the actual propagation of a train's parameters to the subsequent node is physically delayed on ARMSTRONG by this delay amount.

2.3 Implementation of DARYN on ARMSTRONG

This section presents the data structures and pseudo-codes for the different functional units that constitute the implementation.

Each ARMSTRONG node that models a station contains unique information such as the node's unique identifier number, the identifier assigned to the node by the ARMSTRONG operating system, the number of tracks to which it is connected, the protocol connections for the node, and the delays that are used to simulate real-life computation times. This information is stored in a structure – node_info. Each node must also store information on the communication paths such as their unique identifier, the identifier assigned to them by the Armstrong operating system, and two link-lists. The first link-list contains the complete set of input protocols to this node while the second link-list maintains the details of all of the output protocols from this node.

It has been assumed in this implementation that a station-computer controls all tracks to the west and south of itself. It may be noted that, since the track network is rectangular, some station-computers may not control any track at all. For each track that it controls, each node maintains two lists. The first list contains the current reservation requests for that track. This list is processed in every processing cycle and then cleared. The second list stores a single entry corresponding to the train, if any, that currently occupies the track.

Finally, two structures are used by the node for communications. The first structure corresponds to the message between any two nodes. ARMSTRONG requires every message to extend to a finite standard length regardless of the type of message. Since more than one type of message is utilized in the simulation, the structure is necessarily a superset of all of the messages. Conceivably, a message between two nodes may contain a few blank fields depending on the type of the message being propagated. The second structure is utilized by the output buffer for each node. Since non-blocking message communication primitives are utilized, it is possible for message transmissions to fail occasionally. Under these circumstances, the message must be stored in the output buffer to attempt retransmission at a later time. The buffer holds the message until transmission is successful at which point its copy is removed from the output buffer.

The implementation also uses a structure to store the parameters of a train-computer. Given that a train exists only through its parameters that are passed between the ARMSTRONG nodes, every node maintains an array of the trains currently located at the node.

The host processor, outside of the ARMSTRONG processor, initializes the simulation and loads a copy of the executable program on each of the corresponding ARMSTRONG processors. In the "main" routine, a node first reads-in its numerical identifier that is propagated to it by the host processor. Each node then executes the function "initial" that reads its information from an external input file. The function, initial, performs two actions. First, it establishes the appropriate communication paths with the neighboring nodes. To achieve this, it places a function call to the initialize_protocols subroutine. This subroutine reads the identities of all of the neighboring nodes from the input file. It then recalls the ARMSTRONG operating system assigned identifier for the neighbor nodes and compares them with its own corresponding identifier. As per assumption, where its identifier is numerically lower than that of the neighbor's, this node sends the path identifier to the neighbor node. Conversely, if its identifier exceeds that of the neighbor's, this node waits to receive the path identifier from the neighbor node. This process ensures an unambiguous and uniform mode of establishing the protocol connections. Second, the function initial reads-in other relevant information with respect to the node such as the neighbor tracks and the trains, if any, that originate at this node. The pseudo-code is shown in Figure 2.5.

Following the completion of the initialization routine, each node then initiates a cyclic execution process that terminates at the end of simulation. The cycle, embedded in a *while loop*, consists of five functions namely, read_inputs, train_function, track_function, clear_buffers, and traveling_trains. They are detailed as follows.

1. Function read_inputs: This function (Figure 2.6) continually checks every input protocol for any incoming messages. It utilizes a *for loop* to scan through the link list of input protocols. The first step in the loop is to check for, via an ipc_select command, any outstanding data on the protocol. If the result is positive, the message is read through an ipc_recv command. Following execution of the ipc_recv command, the message is sorted with a switch with regard to its message type. Three types of messages are recognized: (i) a track request from a train at another node, (ii) a confirmation or denial of a request sent from a train at this node, and (iii) a train moving into this node. Based on the nature of the message, sub-functions are invoked to perform appropriate tasks of message processing. The sub-functions are described as follows.

(i) add_request: This sub-function adds a request generated by a train outside this node to the appropriate track's reservation list. It achieves this by using a *for loop* to scan through the tracks that are controlled by this node and adds the new request at the end of the reservation link-list.

(ii) receive_confirmation: This sub-function updates the confirmation status for a train currently at this node, upon receiving a response from another node. A *while loop*

```
main ()
 {
   initial(train_array); initialize protocol connections, node information,
                                & originating trains
   k_get_uptime(&starttime); initialize starting time of simulation
   simulating = 1;
   while (simulating == 1) {
      if (counter == end_value) stop simulation;
      train_function(train_array); compute train requests for this track
      read_inputs;             scan input protocols for incoming messages
      track_function;     process reservations for all tracks controlled by node
      clear_buffers;      send output messages to other nodes
      traveling_trains; verify whether trains have arrived at the node
   }
 }


initial(train_array)
 {
  open external input file;
  initialize_protocols;
  read group, node identifier, track coordinates and update structure node_info
  read track direction, identifier, length, nodes connected to track for every
               track and update sub-structure node_info.tracks_connect[ti].
  if (track direction == 3 or 4) update sub-structure node_info.tracks_control.
  read train destination, speed for any train originating at node & update
                                 the link-list train_array.
 }
```

FIGURE 2.5
The Main and Initial Routines

is utilized to scan through the train link-list and change the appropriate confirmation field.

(iii) new_train: This sub-function adds a train's parameters to the link-list of trains currently at this node. A *while loop* is first utilized to determine the end of the train link-list, and then the new train's parameters are attached at this point.

When all new messages have been are read-in and processed appropriately, the node waits for a length of time equal to comm_delay. This refers to the communication delay that has been discussed earlier. Following the delay, the node checks each input protocol again for new messages. If the result is positive, they are sorted by the message type, as discussed earlier.

2. Function train_function: This function (Figure 2.7) simulates the actions of the trains currently located at this node. Utilizing a *while loop* to scan through the train link-list, each train's confirmation status is reviewed. There are three possible values for the confirmation status, and, corresponding to each of the values, different sub-functions are executed as described subsequently.

(i) The value of confirmation is -1. This implies that the train's second choice has been rejected most recently. Thus, the train needs to recompute its first choice and

```
read_inputs()
 {
   while (searching for each input protocol) {
     check for any incoming message with ipc_select;
     if yes, read the message with ipc_receive;
     switch(message_type) {
       message_type = 1: this is a request for a track controlled by this node
                         call add_request to include request in the reservation list
       message_type = 2: this is confirmation/denial of a request sent by train at this node
                         call receive_confirmation to inform the appropriate train
       message_type = 3: a new train moved into this node
                         call new_train to put the train on traveling_trains link-list
```

FIGURE 2.6
The Read_Inputs Routine

```
train_function(train_array)
 {
    initialize train_ptr to the dummy entry of train link-list, train_array;
    initialize prev_ptr to the pointer prior to train_ptr;
    while (searching through entries, if any, in the train link-list) {
       if (train has not completed its travel) {
          call check_if_done to verify whether train has reached destination;
          if (train not located at this node) {
            switch (train's confirmation status) {
              confirmation = -1:train is ready to compute its first choice
                                call compute_1
                                call send_request to submit request for track
              confirmation = 1: train is ready to compute its second choice
                                call compute_2
                                call send_request to submit request for track
              confirmation = 2: train has received confirmation for a track
                                call move to simulate propagation of train
            }
          }
       }
       advance train_ptr and prev_ptr to subsequent items in the link-list;
    }
 }
```

FIGURE 2.7
The Train_Function Routine

resubmit it. The sub-function compute_1 computes a train's first choice track request as described earlier. After the track request is computed, it calls the sub-function send_request to resubmit the request. If the train has requested a track to the west or south of the node, evidently the current node controls the track and the request is filed in the node. Where the train requests a track to the north or east of the node, the request is propagated to the node that controls the requested track. The sub-function send_request calls the function send_message_to_buffer once send_request is ready to send a request to another node. Send_message_to_buffer places the track request on the output buffer link-list.

(ii) The value of confirmation is 1. In this case the train's first choice has been denied. Thus, it must compute the second choice and resubmit the request. The sub-function compute_2 calculates a train's second choice and places on the appropriate track's reservation list by executing the sub-function send_request. Conceivably, a train may not possess a second choice where the possibility of movement is in a single direction. In such cases the second choice track request is not computed and the train continues to periodically submit its request for the first choice of track.

(iii) The value of confirmation is 2. This implies that the train has been confirmed for its track request. The sub-function move is executed to propagate the train's parameters to the subsequent node via the send_message_to_buffer function.

3. Function track_function: This function processes the track reservations that are included on the reservation list. First, a check is made to ascertain whether the track in question is currently occupied by another train. If the result is positive, the track is declared unavailable until the train completes its movement. When the track becomes available, the lowest time of request among the requests in the reservation list is determined and the corresponding train is confirmed. All other requests are denied. Then, the corresponding train *s* in the reservation list are informed of their confirmation status. A *while loop* is utilized to scan through the train link-list. Where the train is located at this node, the train link-list is updated. If the train is located at a different node, an appropriate confirmation/denial message is propagated to the corresponding node. Given that the output protocol of the return path is included with the track request message, the function uses this information to send the confirmation/denial message back to the requester. The sub-function send_message_to_buffer is utilized to send the message.

```
clear_buffer ()
 {
  while (processing every entry in the output buffer) {
      send message on appropriate output protocol;
  }
 }
```

FIGURE 2.8
The Clear_Buffer Routine

4. Function clear_buffers: This function (Figure 2.8) is responsible for flushing any outstanding, unprocessed messages in the output buffer. A *while loop* is used to scan each output protocol in the output protocol link-list. Where a message is outstanding at the output buffer, the function attempts to propagate it via the ipc_send command. When the message is sent successfully, as indicated by a return code value of zero, the message is removed from the output buffer. Where the propagation fails, it is retained for future attempts to propagate it.

```
traveling_trains ()
 {
  if a train's parameters are received, record the real time of the processor's clock;
  read the current real time of processor's clock;
  subtract the real time of the train's arrival from the current time to
             obtain the time for which the train has already been delayed;
  compute the scaled time for which the train must be delayed based on the
             length of track and train speed;
  if (the train's actual delay exceeds the required value) {
         search for the end of the link-list for trains at this node;
         append this train to the end of the list;
  }
 }
```

FIGURE 2.9
The Traveling_Trains Routine

5. Function traveling_trains: When a train is allocated a track of its choice, it executes a move towards the subsequent station. However, the propagation of the train parameters to the subsequent node must be delayed by an amount that is proportional to the actual length of the track divided by the speed of the train and a scaling factor. This function (Figure 2.9) achieves the desired effect in the following manner. The train's parameters, propagated to the subsequent node in the form of a message, remain unprocessed, i.e., the train's subsequent routing is not evaluated, until the train has actually waited at the node for the scaled delay amount. The function first reads the value (say v_1) of the ARMSTRONG node's timer when the train parameters arrive. At a later time, when the timer's current value, v_2, exceeds v_1 by the scaled delay amount, the train's existence is recorded in the node and it is permitted to recompute its forward route.

DARYN is written in C and is approximately 1500 lines in length. The program is compiled on a SUN 3/60 workstation under the compiler optimization directive "-O4" (level 4) and executed on the ARMSTRONG system.

2.4 Performance of DARYN

This section details a number of experiments implemented on the ARMSTRONG system to evaluate the performance of the DARYN algorithm. A total of four railway networks, consisting of 4, 6, 9, and 12 stations, modeled as ARMSTRONG nodes, respectively, are used in the experiments. The simulation of larger networks is difficult because the ARMSTRONG hardware limits the number of protocols and open file pointers associated with any node at any time instant. The four networks are shown in Figure 2.10. This section also notes the limitations of DARYN.

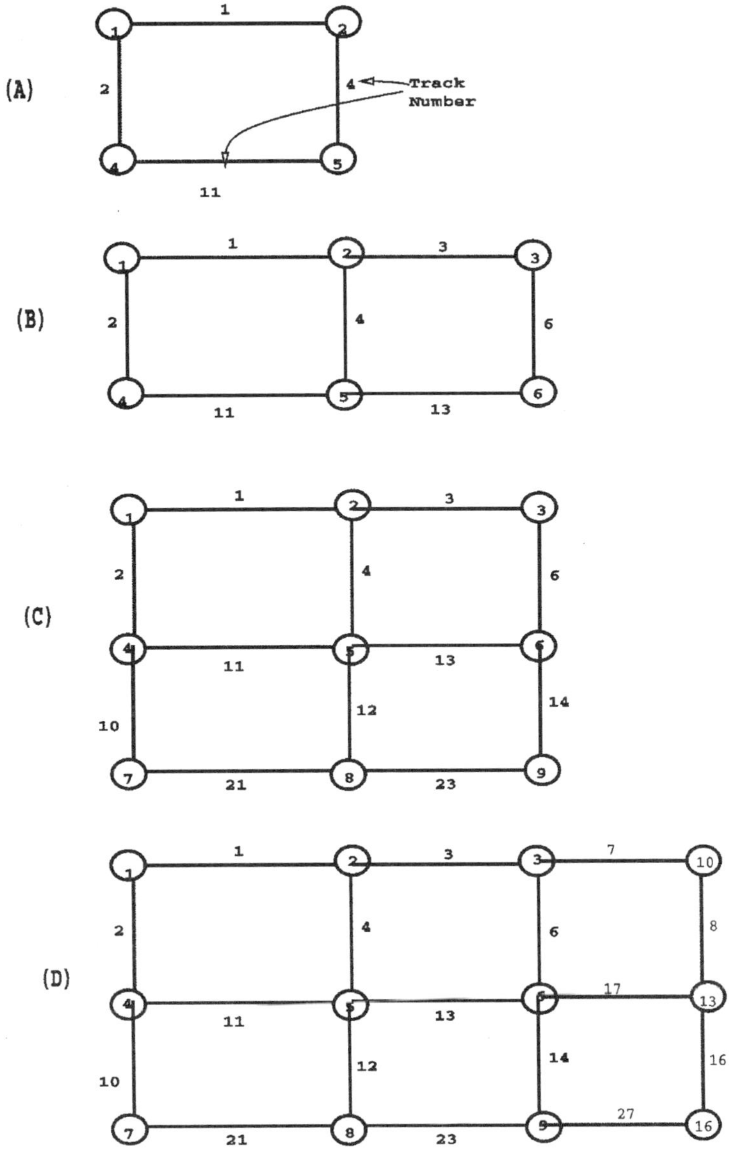

FIGURE 2.10
Four Railway Networks to Evaluate DARYN's Performance

To evaluate the performance, three measures are proposed. First, the CPU time required for the simulation is compared against that of the traditional centralized approach and speedup factors are computed by varying the size of the network, number of trains, and speed of trains. The speedup factor is defined as the ratio of the CPU time necessary for completion of distributed simulation to that for a corresponding uniprocessor simulation. Given that DARYN is asynchronous, the detection of termination is complex. As an approximation, a special train with a very long travel path is included in the system. Its speed is deliberately chosen to ensure that all other trains reach their destinations prior to itself. Thus, the overall CPU time for completion is given by the time it takes for the special train to complete its journey. The special train originates at a processor and reaches its destination at a different ARMSTRONG node. At the originating node, the value of the node timer is included as a parameter – start_time, of the train. Although the nodes are asynchronous, their clock-timers are all reset to zero at initialization and, presumably, the difference in their frequencies is very small. The difference between the start_time and the value of the timer of the destination node when the special train arrives there constitutes the required CPU time.

The rationale for the second measure is expressed as follows. If the DARYN algorithm were to exhibit performance scalability, the CPU time required by a train traveling a fixed distance at a fixed speed should not be significantly affected by either the number of trains in the entire system or the size of the network because any increase in the network size and number of trains must be accompanied by a proportionate increase in the number of computational engines. The CPU time will be affected somewhat where the number of trains, but not stations, is increased because of the fact that the increased number of train-computers will interact with a fixed number of station-computers. This measure for the distributed simulation is contrasted against that for a corresponding uniprocessor implementation.

The third measure consists in the measurement of the total "idle time," i.e., the cumulative time for which a train remains stationary at all of the nodes that it encounters while it interacts with the station-computers to receive track allocation. The idle time also includes the times it requires to perform the unsuccessful optimal route computations. This measure for the distributed simulation case is also contrasted against that for a corresponding uniprocessor implementation.

A significant communication delay is required for periodically reading the position and speed of every train and the status of every track by the centralized dispatcher in the traditional approach. This is modeled in the uniprocessor implementation through a delay of 0.7 millisecond.

Recall that, in order to address the timing problem in the distributed simulation, the actual travel time was modeled as a delay. In both the distributed and uniprocessor simulations, these delays slowed down the simulation in a consistent manner. While this implied consistency, the CPU times, so obtained, reflect the traveling time in addition to the decision times. That is, the measurements no longer reflect the decision times only. Since the primary goal of this research is to measure the performance of distributed decision-making in DARYN, the following was performed. The CPU times for both simulations were obtained by varying the scaled traveling delay and then were plotted. For both cases, the graphs were observed to be linear implying that the existence of the traveling delay linearly slowed down both simulations proportionately. From these graphs, the CPU times for the case of traveling delays equal to zero is obtained through extrapolation. For the uniprocessor case, the extrapolated data is observed to be consistent with that from another implementation wherein the traveling delay is not modeled at all.

Furthermore, the uniprocessor implementation is executed on a Sparc 1+ workstation that is observed to be approximately 8.56 times faster than each processor of the ARMSTRONG [13] system. Thus, all uniprocessor raw data are scaled up by a factor of 8.56 and then compared against the data from the distributed simulation.

First, a railway network consisting of four nodes and four tracks is considered. The variable, number of trains, is assigned values ranging from 2 through 11 and the corresponding CPU execution times are recorded. In the second, third, and fourth cases, networks consisting of 6 stations and 7 tracks, 9 stations and 10 tracks, and 12 stations and 17 tracks are considered respectively. For each of these cases, the variable, the number of trains, is assigned values in the ranges {3, 24}, {4, 36}, and {6, 48} respectively. Also, for all of the experiments, the origin and destination of the trains are chosen to reflect uniformity of distribution. The speed of the trains are assigned at random. The nature of variation of the CPU execution times is observed to be consistent across all the cases. The graphs in Figure 2.11(A) present the extrapolated CPU times required for distributed simulation as a function of the number of trains for all of the four networks. The graphs in Figure 2.11(B) describe similar data for the traditional approach. It may be observed that the slopes of the graphs for DARYN are much smaller than those of the traditional approach. The CPU times for Figure 2.11(B) refer to the scaled data with respect to the Sparc 1+ workstation, i.e., they reflect the fact that the original data are multiplied by 8.56 before comparing with the corresponding numbers in Figure 2.11(A).

The graph in Figure 2.12 presents the speedup factor of the distributed approach over the traditional approach for varying number of trains and for each of the four networks. The speedup factor is computed as the ratio of the CPU time for uniprocessor simulation to that for distributed simulation. A significant speedup factor of 43 is observed for the case of 48 trains and 12 stations. This speedup, obtained through using only 12 processors, does not violate any of the principles of thermodynamics. It merely reflects the fact that, as the problem size increases, the uniprocessor implementation is increasingly slowed down due to the increasingly larger communication delays.

The graphs in Figure 2.13 present the second measure of performance. The CPU times required by a single train to travel a fixed distance at a fixed speed are noted under different conditions, i.e., wherein the number of trains and the network size are both varied. While Figure 2.13(A) refers to the distributed simulation, Figure 2.13(B) refers to the uniprocessor approach. It may be observed that while the slopes in Figure 2.13(B) are significantly large, those in Figure 2.13(A) are, relatively, very small implying the advantage of distributed decision-making over centralized decision-

(A)

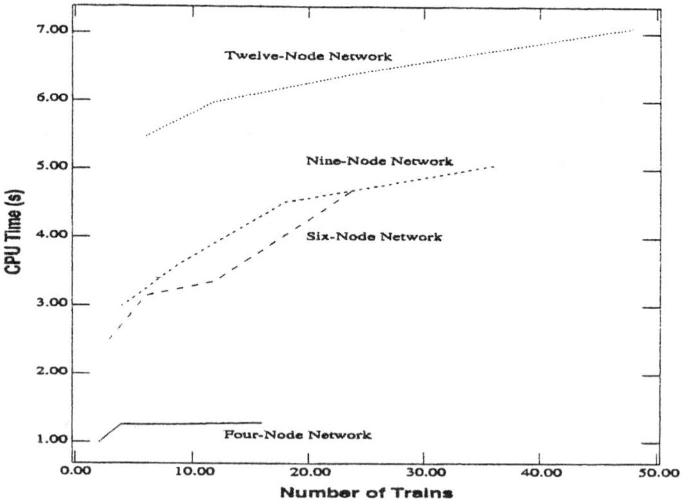

(B)

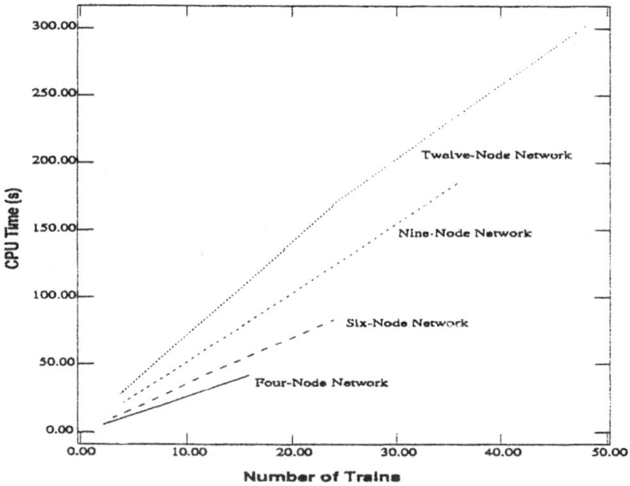

FIGURE 2.11
Graphs of CPU times vs. Number of Trains. (A) DARYN Algorithm (B) Traditional Approach

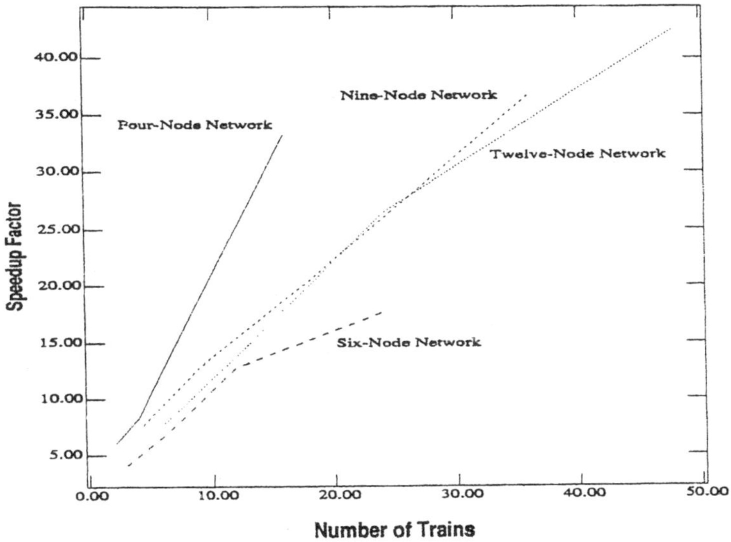

FIGURE 2.12
Graph of Speedup factor vs. Number of Trains for All Four Railway Networks

making. Furthermore, as the railway network grows in size, as would be expected over time, the performance degradation is relatively minor implying DARYN's growth potential.

Finally, the cumulative idle time of the special train is plotted for varying number of trains and for all of the four networks. The idle time is determined as the time for which the train is idle at a station while it computes the optimal path, makes decisions, and interacts with the station-computers to receive permission to use its choice track. The idle time is also a measure of the efficiency of DARYN for it reflects a wastage of valuable resources – trains. The graphs in Figure 2.14(A) refer to the distributed algorithm and those in Figure 2.14(B) refer to the traditional approach. Although the graphs do not reveal an easily observable pattern, it is obvious that an idle time in Figure 2.14(A) is significantly less than the corresponding value in Figure 2.14(B).

2.4.1 Limitations of DARYN

The present implementation of DARYN is limited in that it does not assign priorities to the trains. The station-computers discriminate the trains' requests based solely on the arrival times of the requests and not on the importance of the trains. In the real-world, super-fast trains or those with critical or perishable cargo may require higher precedence over those carrying non-perishable cargo. The limitation is easily addressed by introducing the notion of priorities in DARYN. DARYN also lacks in-line control for managing crossings and emergencies. To address this problem, additional input signals may be provided to DARYN at the crossings or other critical points in the tracks and emergency information may be issued at the stations. The

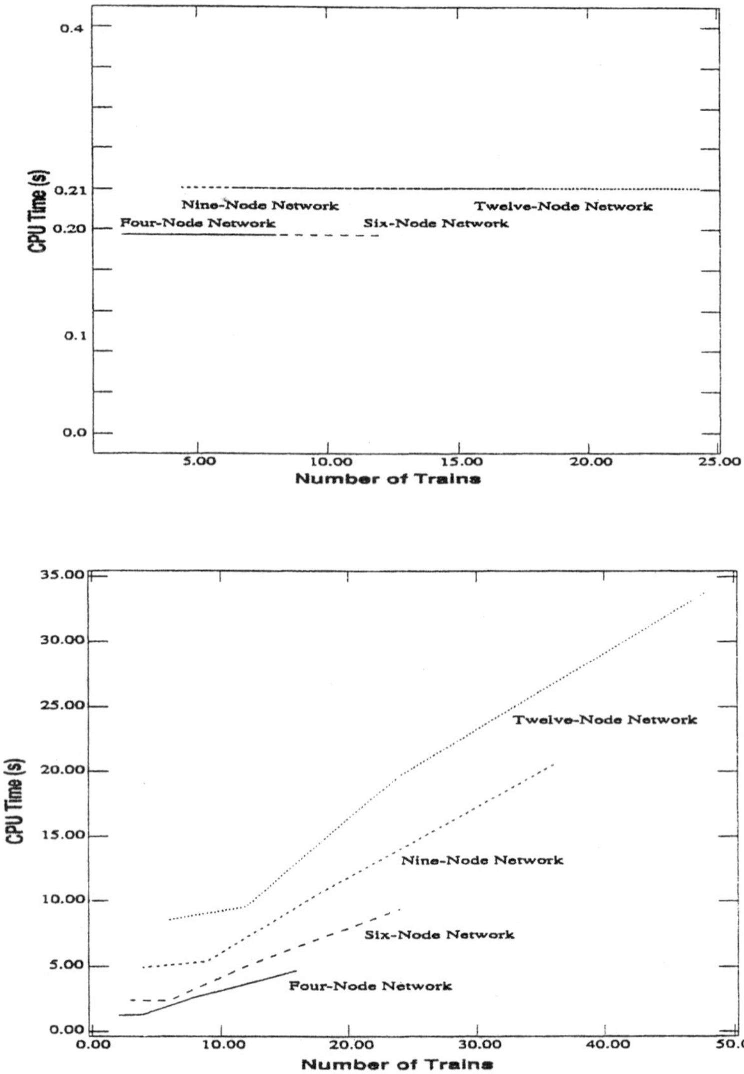

FIGURE 2.13
Graph of CPU times for a Train vs. Number of Trains for All Four Railway Networks (A) DARYN Algorithm (B) Traditional Approach

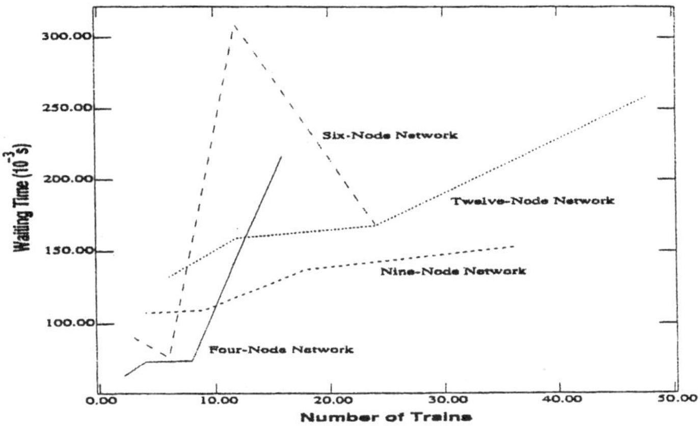

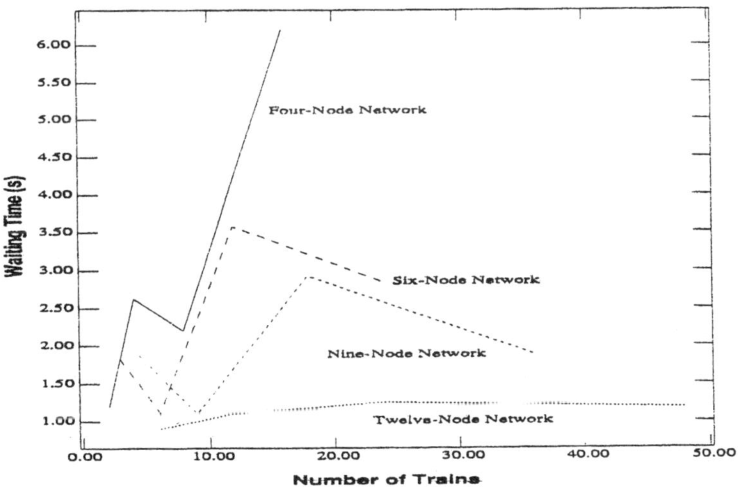

FIGURE 2.14
Graph of Cumulative Idle times vs. Number of Trains for All Four Railway Networks (A) DARYN Algorithm (B) Traditional Approach

mechanism of asserting signals at the crossings may be analogous to those used at the stations. A significant limitation of DARYN is that it fails to include the notions of congestion and bottleneck ahead of its current position, which in turn, may affect its performance.

Chapter 3

RYNSORD: A Novel, Decentralized Algorithm for Railway Networks with Soft Reservation

3.1 Introduction

Railway networks are ubiquitous in today's world and they continue to play a dominant role in transporting freight and people since 1825 when the first common carrier railroad was introduced. While countries with larger geographies such as the U.S., Russia, China, India, and the EEC benefit most from extensive and cost-effective railway networks, in many smaller but densely populated countries with large financial resources such as Japan, railway networks contribute significantly to the well-being of the national economy by efficiently moving workers and goods. As of 1987, the U.S. [14] maintains a total of 249,412 miles of railway tracks. It supports a total of 1,249,075,534 locomotive unit miles in one year to carry freight utilizing 5,989,522 loaded cars. For passenger services, the total unit miles stands at 3,782,470 while carrying the gross ton-miles of 1,357,097. In Japan, the East Japan Railway Company [15] carries a total of 16 million passengers each day on 12,000 scheduled trains and 7,500 kms of railway track. For efficiency, modularity, and safety in general, the tracks are divided into individual units, each of which may be controlled exclusively by the system. Thus, a train in propagating from location A to another location B may travel over several tracks. Given that two or more trains may compete, at some time instant, for the same track and that only one train may occupy a track at any time, the principal goal of the railway network management system is to allocate tracks to trains such that (i) collisions are avoided and (ii) the resources are utilized optimally.

A detailed analysis of the existing literature in centralized scheduling for railway networks occurs earlier in Chapter 2. In addition, the ASTREE [16] railway traffic management system maintains a distributed database of up-to-date, accurate, and comprehensive representation of route layout and train progress; it uses the information in the database to either automatically make decisions or assist human operators with decisions, relative to route settings and train control. The settings are then downloaded to the wayside equipment and locomotives. Hill, Yu, and Dunn [17] report their effort in modeling electromagnetic interference in railway networks. Ayers [18] presents the use of error correcting codes to achieve reliable radio-link communication in the Advanced Train Control System. Sheikh, Coll, Ayers, and Bailey [19] present the issue of signal fading in mobile communications. While Hill [20] presents coding issues to facilitate the communication of train positions efficiently, Shayan, Tho, and Bhargava [21] report of the use of Reed-Solomon Codec to improve the Advanced Train Control System. The Association of American Railroads [22] notes that distributed algorithms can enhance the efficacy of train scheduling and that several socio-economic factors including ownership, track capacity, speed capability, grades, curvatures, clearances, crew districts, and operating agreements, may influence the choice of alternate paths. As noted earlier in Chapter 2, DARYN constitutes a novel, distributed algorithm but is limited in that it employs unit lookahead. That is, at any time instant, it reserves only one track beyond its current position. Consequently, it is unable to utilize congestion information beyond its current position to plan its future route, and this may lead to inefficiency.

This chapter presents RYNSORD that addresses key limitations of the traditional approaches described earlier and marks a significant advancement. RYNSORD studies the concept of lookahead, i.e., reserving N tracks ahead of its current position, to improve the utilization of the resources (tracks) and mitigate congestion. It also introduces a new concept, *soft reservation,* that is characterized by greater flexibility in reservation as opposed to the conventional, hard reservation technique wherein a reservation request for a specific time instant is either approved or disapproved.

The remainder of this chapter is organized as follows. Section 3.2 presents a detailed description of the RYNSORD approach while Section 3.3 describes the modeling of RYNSORD on an accurate and realistic testbed constituted by a network of 70 SUN sparc 10 workstations, configured as a loosely-coupled parallel processor. Section 3.4 presents key implementation issues. Section 3.5 first reports the performance data from executing a simulation of RYNSORD for realistic railway networks and under stochastic input traffic stimulus, and then presents a detailed performance analysis.

3.2 The RYNSORD Approach

The RYNSORD approach for railway networks is novel and defined by the following characteristics. First, it is decentralized in that the overall task of routing all trains through the network is shared by all entities in the system – trains and station nodes. The routing is dynamic, i.e., the choice of the successive tracks as a train proceeds towards its final destination, takes into account the actual demand of the tracks by other trains in the system. What makes RYNSORD unique among all disciplines including modern communications networks is that every mobile agent, the train, possesses intelligence, information gathering facilities, and autonomy to solely and completely determine its own routing. Trains ride on tracks and safety concerns demand that a train first gain an exclusive reservation guarantee from the owner node of a track prior to propagating on it. Conceivably, a train can insist on reserving every track from origin to destination along its chosen route before starting its journey. Such an approach may lock the train to faraway tracks too soon based on old information and thereby fail to take advantage of better route choices which may become available as time progresses. On the contrary, the RYNSORD approach utilizes a lookahead N wherein every train requests reservations at intervals of N tracks and a specific reservation entails the acquisition of approvals of N subsequent tracks along its route towards its destination, before it resumes its travel. Within the reservation process for N subsequent tracks, RYNSORD proposes a novel concept: "soft reservation." In the traditional, "hard reservation," a train issues N consecutive requests for N tracks at specific time instances. The owner stations for the corresponding tracks will either approve or disapprove the reservation, depending on whether the respective tracks are free at the requested time instances. Thus, when a train requests a track from time t_1 to t_2 and even if the station notes that the track is occupied up to time $t_1 + 1$ but free thereafter, it will still refuse approval. Then the train will have to try an alternate track. Assume that the alternate track is a worse solution than if the train had waited idly for 1 time unit and then used the original track. If the train had been aware of the knowledge possessed by the station, it could have idled 1 time unit and opted for the better solution. Thus, with regard to reservation, the nodes' behaviors are binary and rigid. In contrast, RYNSORD proposes soft reservation wherein a train specifies monotonically increasing time instants to the successive station nodes corresponding to the N subsequent tracks. In turn, a node grants approval at either the requested time instant or the earliest time instant beyond the requested time instants when the track is available. These characteristics are expected to endow RYNSORD with efficiency, robustness, and reduced vulnerability to catastrophic system-wide failures.

In RYNSORD, a railway network is assumed to consist of a set of railroad stations, also termed *nodes,* that are connected by lengths of railroad tracks. Every station is equipped with a computing engine and communications facilities. For every pair of stations that are connected by a track, there exists a bidirectional communication link between the stations. Every track is bidirectional. Furthermore, every train is equipped with an on-board computing engine and facilities to initiate communication with the computing engine of the corresponding node when it is located at a station. RYNSORD does not require train-to-train communication or train-to-station communication while the train is moving. Every track segment is characterized by its length and the station node that owns it exclusively. A track between nodes X and Y is owned either by X or Y, and the owner is solely responsible for negotiating the use of the track with the competing trains. This characteristic is crucial to guaranteeing safety and collision avoidance in RYNSORD. Consider Figure 3.1 that presents a simple railway network with station nodes A through F that are connected through a partially connected network of track segments. The owners and lengths of the respective tracks are shown on Figure 3.1.

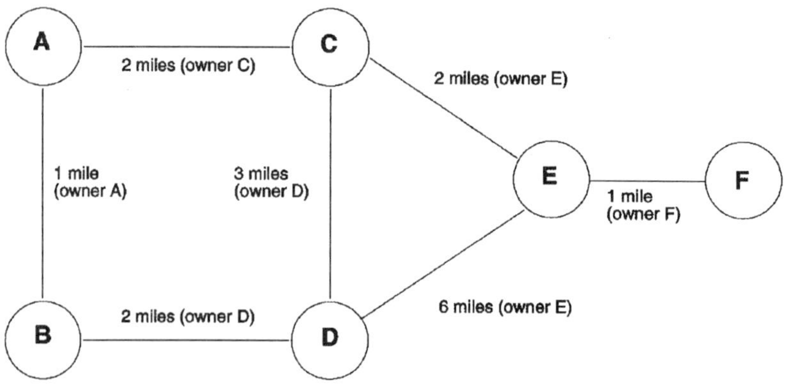

FIGURE 3.1
An Example Railway Network in RYNSORD

Trains can be asserted into RYNSORD asynchronously, i.e., at any arbitrary time, and at any station. Every train is characterized by its originating station, destination station, and its maximum speed. In general, the exact route, i.e., the sequence of tracks from origin to final destination, and the consequent arrival time, is determined dynamically by RYNSORD. However, where specific intermediate stops are mandated, the overall path is organized into multiple sets of smaller paths and RYNSORD is applied to each set successively. Thus, if the desired path is $A \rightarrow C \rightarrow E$, it is equivalent to first traveling $A \rightarrow C$, under RYNSORD, and then from $C \rightarrow E$, also under RYNSORD. Excessive use of intermediate stops can lead to poor performance since RYNSORD's strength lies in the dynamic routing of trains to maximize efficiency, resources allocation, and avoid congestion.

As indicated earlier, a key concept in RYNSORD is the notion of lookahead which is defined as the number of track segments that a train negotiates at reservation time for future use. Lookahead reflects how far into the future a train attempts to reserve resources; these include the subsequent track segments that the train may need to reach its destination, starting with the immediate, next track segment.

Upon entering the RYNSORD system, every train computer first determines the shortest path between its origin and destination. This is termed the "primary path" and is based on the mileage between the stations. The determination of the primary path does not take congestion into account. A "secondary path" is then determined whose component tracks are mutually exclusive relative to those of the primary path, with one exception. In a relatively few scenarios, the primary and secondary paths may share one (or more) common track segment if it is the only segment that connects one part to another part of the network. For instance, in Figure 3.1, the $E \rightarrow F$ link is a necessary component of any path originating or ending at station F and will therefore occur in both the primary and secondary paths.

Next, a train extracts the stations corresponding to the first N tracks (lookahead = N) from both the primary and secondary paths, synthesizes reservation request packets, and initiates them. A reservation request packet consists of a list of successive stations and the expected arrival times at each of the stations. The arrival times are calculated based on the current time, the speed of the train, lengths of the track segments adjoining the stations, and the assumption that trains do not wait at the intermediate stations. That is, the departure time from station X is identical to the arrival time at station X. Of course, a train may be subject to waiting at the originating station and other stations where it initiates reservation requests for the subsequent N tracks. The arrival and departure times determine the time interval for which a track reservation is desired. Thus, for a track segment $X \rightarrow Y$, the train must reserve the track for the interval – (departure time from X, arrival time at Y).

The train propagates the reservation packet to the first station in the list. If this station is the owner of the first track segment, it will negotiate for reservation for this track. Assume that the train requests reservation for the interval of (t_1, t_2). If the station determines that the track is not occupied for this interval, reservation is granted. If, on the contrary, the requested interval is already occupied by another train, clearly reservation cannot be granted for the requested interval. The station then computes the earliest time interval beyond t_2 and reserves the track for this new interval, say (t_3, t_4). The length of the interval is computed using the length of the track and the train speed. It overwrites the first interval entry in the reservation packet and the subsequent intervals for the corresponding tracks are also modified. If the first station is not the owner of the first track segment, the reservation packet is forwarded to the second station which must be the owner of the first track. Following the completion of reservation for the first track segment, the reservation packet is sent to the subsequent station that owns the subsequent track segment. A reservation process, similar to the one described earlier, is initiated, culminating in a reservation time interval for the second track segment. This process continues until reservation intervals are obtained for all N track segments. The modified reservation packet is then returned to the train, located at the station node from where it had initiated the reservation process. This process is executed simultaneously for both the primary and secondary paths.

When a train receives responses to both of its reservation requests along the primary and secondary paths, it may not select as its best choice the route (say R1) that yields the smallest value of time to reach the station at the end of N subsequent tracks. The reason is that although the primary and secondary paths both lead to the ultimate destination, reaching the end of the N tracks along route R1 earlier does not automatically guarantee that the train will reach its final destination faster. Therefore, for each of the primary and secondary paths, the train adds the arrival time at the end of the N tracks to the time of travel from the end of the N tracks to the final destination along the shortest path. Assume that these times are represented through TT_1 and TT_2 along the primary and secondary paths. The train selects the route that yields the smaller of the TT_1 and TT_2 values. Where $TT_1 = TT_2$, the train arbitrarily selects the primary path. Then, the train generates a reservation removal request and propagates it to the stations along the route that is not selected to free the corresponding track reservations.

As a train proceeds from one station to the subsequent station along the N tracks, it is guaranteed use of the corresponding tracks in accordance with the reservation times approved earlier. However, should a train arrive at a station earlier that its expected arrival time and if the track is available for a sufficiently long time interval, the station may permit the train to proceed immediately. The train, in turn, withdraws the original reservation time interval for the corresponding track segment and modifies its time interval of use of the track. The reason a train, upon arrival at a station node, may find a track available sooner than its requested time interval is because tracks are often freed through reservation removal requests when a train that originally requested reservation decides to select an alternate route. Thus, the previously approved reservation time interval for a track is an upper bound on the travel time for the train. In the event that there are multiple trains competing for a track freed by a train, the train that has been waiting the longest at the station is given the highest preference.

To understand the operation of RYNSORD, consider the railway network in Figures 3.2a and 3.2b that is identical to that in Figure 3.1 except that node F is missing. Assume that two trains, Ta and Tb, are asserted into the system at the same time, t = 0, at nodes A and B respectively. Both Ta and Tb are destined for station E. Figure 3.2a describes the computations of the primary and secondary paths for Ta, from the origin A to the destination E. Figure 3.2b describes the computations for the primary and secondary paths for Tb, from origin B to destination E. In both Figures 3.2a and 3.2b, the solid and dotted lines represent the primary and secondary paths respectively. Assume that the lookahead N = 2.

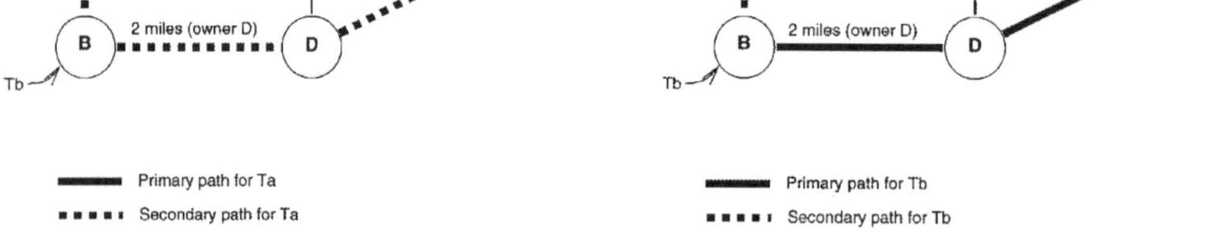

FIGURE 3.2
Computation of Primary and Secondary Paths in RYNSORD (a) for Train Ta, (b) for Train Tb

Assuming the value of lookahead N = 2, trains Ta and Tb extract the stations relative to N = 2 tracks from both primary and secondary paths. For this example, assume that the primary path for Tb is selected based on the number of tracks, not the mileage from the source to the destination. The stations for the primary and secondary paths are:

```
Train Ta:
   Primary path station list:  A->C->E
   Secondary path station list: A->B->D

Train Tb:
   Primary path station list: B->D->E
   Secondary path station list: B->A->C
```

Assuming the speeds of the trains at 1 mile per minute, the reservation request packets generated and initiated by Ta and Tb are:

```
Train Ta:
    Primary path:
        arrival at A at time        0
        departure from A at time    0
        arrival at C at time        2
        departure from C at time    2
        arrival at E at time        4
        [no departure since E is the final destination]

    Secondary path:
        arrival at A at time        0
        departure from A at time    0
        arrival at B at time        1
        departure from B at time    1
        arrival at D at time        3
        [no departure since D is the last station in
                                     the station list]

Train Tb:
    Primary path:
        arrival at B at time        0
        departure from B at time    0
        arrival at D at time        2
        departure from D at time    2
        arrival at E at time        8
        [no departure since E is the final destination]

    Secondary path:
        arrival at B at time        0
        departure from B at time    0
        arrival at A at time        1
        departure from A at time    1
        arrival at C at time        3
        [no departure since D is the last station in
                                     the station list]
```

Figures 3.3a through 3.3d describe the operation of RYNSORD relative to the reservation packet propagation by the trains and their processing by the respective stations. In Figure 3.3a, Ra1 and Ra2 express the reservation packets propagated by Ta along the primary and secondary paths. Rb1 and Rb2 represent the corresponding packets for Tb. In Figure 3.3a, Ra2 requests station A to reserve the track $A \rightarrow B$ for time (0,1). The request is approved successfully since the track $A \rightarrow B$ is free for the time interval (0,1). Since station A does not own track $A \rightarrow C$, Ra1 cannot utilize station A to accomplish its goal. Neither Rb1 nor Rb2 are able to utilize station B since the latter neither owns track $B \rightarrow D$ nor $B \rightarrow A$.

Figure 3.3b represents the propagation of the reservation packets to the subsequent stations. Here, Ra1 and Rb1 successfully reserve the tracks $A \rightarrow C$ and $B \rightarrow D$ for time intervals (0,1) and (0,1) respectively. Ra2 fails to accomplish anything since B is not the owner of track $B \rightarrow D$. When Rb2 attempts to reserve track $B \rightarrow A$ for the time interval (0,1), it fails since train Ta has already reserved that interval. Therefore, station A reserves the next available time interval (1,2) for train Tb. Train Tb updates its reservation packet for the secondary path as shown through the compact representation: [B@0/1][A@2/X][C@X/X], which implies that train Tb waits at station B from time 0 to 1, then proceeds to station A at time 2, and then departs from A at time 2 to arrive at station C at time 4. Train Tb is restricted from reserving tracks beyond station C by the lookahead value of 2 and this is reflected by the subfield "[C@4/X]" where X implies unknown. Each subfield of the compact reservation packet represents [station name@arrival time/departure time (X implies unknown)].

Figure 3.3c represents the subsequent propagation of the reservation packets. Ra1 and Rb1 successfully reserve the tracks $C \rightarrow E$ and $D \rightarrow E$ for time intervals (2,4) and (2,8), respectively. Ra2 fails to reserve the time interval (1,3) on track $B \rightarrow D$ as train Tb has already reserved the interval (0,2). Train Tb is allowed reservation for the time interval (2,4) and its compact reservation representation is [A@0/0][B@1/2][D@4/X]. Rb2 succeeds in reserving track $A \rightarrow C$ for the time interval (2,4).

All of the reservation packets Ra1 through Rb2 have successfully reserved the last track under lookahead = 2, and are returned to the respective trains Ta and Tb at stations A and B respectively. At node A, train Ta notes that the total time to reach the destination E through the primary path is 4. The secondary path requires 4 time units to reach D and the extra travel time to destination E will demand at least 6 time units, implying a total travel time of $4+6 = 10$ time units. Clearly, train Ta selects the primary path, i.e., $A \rightarrow C \rightarrow E$, as the best choice and then propagates a reservation removal request to the stations contained in Ra2. For train Tb, the primary path requires 8 time units to reach the destination E. The secondary path requires 4 time units to reach C and the extra travel time to destination E will demand at least 2 time units, implying a total travel time of $4 + 2 = 6$ time units. Therefore, train Tb selects the secondary path, i.e., $B \rightarrow A \rightarrow C$ and propagates a reservation removal request to free reservations that it had earlier acquired along the primary path.

Figure 3.3d represents RYNSORD when the trains Ta and Tb have started to travel and the reservation removal requests have been processed. It may be noted that following the removal of the reservation for train Ta on track $A \rightarrow B$, conceivably train Tb may be permitted to travel earlier than its reserved time interval of (1,2).

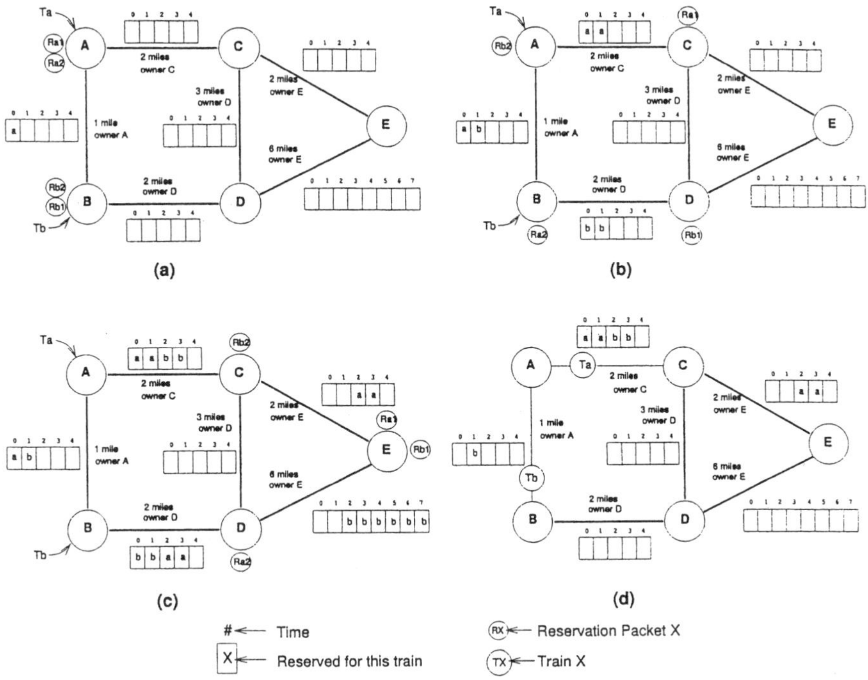

FIGURE 3.3
Initiation and Progress of Reservation Processing

3.3 Modeling RYNSORD on an Accurate, Realistic, Parallel Processing Testbed

The key contribution of RYNSORD is in distributing the overall task of routing all trains through the network among all the entities in the system: trains and station nodes. Thus, in reality, for a given railway network with N trains and S stations, the total number of coordinating computing engines is (N + S). To understand its performance and its dependence on different factors, RYNSORD is first modeled and then simulated on a parallel processing testbed that is constituted by a network of workstations configured as a loosely-coupled parallel processor. The simulation, coupled with the testbed, virtually resembles a real implementation with one exception. To facilitate the simulation of a realistic system, i.e., with a reasonable number of trains and while every station node is represented by a workstation, the trains are modeled as tasks and executed by the workstations underlying the stations. When a train is located at a host station, its computations are performed by the underlying workstation and its communications with other stations are also carried out through this station. When a train travels from the current (say A) to another station (say B), the corresponding train-task in the underlying workstation for A is encapsulated through a message, propagated to B, and remanifested as a train-task in the underlying workstation at B. Thus, trains move in the simulation at electronic speeds instead of their physical speeds and a train's computation and communication subtasks are executed on the host station's underlying workstation.

While trains propagate at approximately 120 miles/hour, the underlying, fast, computing engines of the testbed enable the simulation to execute many times faster than reality. This, in turn, facilitates the rapid performance evaluation of RYNSORD for different values of the parameters. The basic unit of time in the simulation is termed a *timestep* and it defines the finest resolution of train movements. Thus, while the smallest distance traveled by any train is limited to that within the interval of one timestep, a train must also wait at a station for at least 1 timestep if it has not received the necessary reservations to commence travel. In the current implementation of RYNSORD, the timestep value is set to 1 minute of actual operation. The principal reasons for this choice are, (i) the distance traveled by the fastest train, namely 2 miles, is significantly smaller than the shortest track of length 50 miles, and (ii) relative to processing a reservation for N tracks, all necessary computing and electronic communication between stations and trains may be accomplished within 1 minute. While a train requires a certain number of minutes to travel a single track, a message propagation and computing function only requires 10 milliseconds. RYNSORD permits trains to be introduced into the system asynchronously, i.e., at irregular intervals of time. In addition, the trains themselves are autonomous and, therefore, their decisions are executed asynchronous with respect to each other. Furthermore, the testbed consists of heterogeneous workstations that may have differing clock speeds. Therefore, for consistency and accuracy of the propagation of the trains in the system, RYNSORD requires that the timestep values of every station node and train be synchronized. This guarantees that if two trains, Ta and Tb, for example, reach their destination, station E, at actual times 12:01 P.M. and 12:05 P.M., in the corresponding RYNSORD model, Ta must arrive at E prior to Tb, despite differing processor and communications link speeds. Synchronization is achieved in RYNSORD through asynchronous, distributed, discrete event simulation technique utilizing null messages [23] [24] and is not detailed here.

The previously stated assumption that all message communications and decision processes relative to a reservation request must be completed within a timestep, implies the following. If a train Ta, at a station A, initiates a reservation packet at timestep t_1 and propagates it to other appropriate stations (X,Y,Z,...), the reservation packet must be processed at the appropriate stations and returned to Ta at A prior to advancing the timestep value at A and every one of the workstations underlying the stations (X,Y,Z,...) to timestep value $t_1 + 1$. To achieve this objective, RYNSORD employs a special, synchronizing node that is connected to all station nodes. It monitors whether all necessary communications and responses corresponding to all reservations that are launched out of the stations, if any, are completed before permitting the station nodes to increment their timestep values. The special, synchronizing node in RYNSORD is an artifact of the parallel simulation on the testbed and has no counterpart in reality. In an actual railway network, electronic communication and computations will require approximately 10 to 100 milliseconds within which the fastest train will have traveled a mere 18 feet of track. Thus, for all practical purposes, communications and computations are instantaneous.

The basic functionalities of every station node and the special, synchronizing node are encapsulated in pseudocode as shown in Figures 3.4 and 3.5 respectively.

```
while simulation is not finished {
  send out reservation requests
  while not done {
     process incoming trains
     process incoming reservation requests
     process incoming reservation responses
     if received responses to all reservation requests
        send done to synchronization node
     if received update from synchronization node
        set done to true
  }
  update internal time
}
```

FIGURE 3.4
Functionality of a Station Node in Pseudocode

RYNSORD requires four types of communications messages: first to represent "reservation packets" that are initiated and launched by trains, second to model the encapsulation of and propagation of trains from one station to the subsequent station, third to allow a train to negotiate with the owner station for earlier than scheduled travel on the subsequent track if it arrives early at a station at the head of the track, and fourth to allow a station to grant permission to a train to travel on a track immediately. Reservation packets are assumed to propagate without any delay, i.e., within the same timestep. Once received at a station, they are processed immediately and within the same timestep. The final, approved reservation packets are also returned to the originating trains within the same timestep. At the originating station, initially a train lacks a reservation packet. It creates and then launches the reservation packet. Upon receiving the approved reservation packets, the train selects one of them as its

```
while simulation is not finished {
    while not done {
       if received done from station node
            increment count
       if count is equal to number of stations
            set done to true
    }
    send update to all stations
    update internal time
}
```

FIGURE 3.5
Functionality of the Special, Synchronizing Node

best choice which thereafter becomes its reservation packet. The reservation packet, however, is only good for N subsequent tracks and the train will need to repeat the process until it reaches its final destination. A reservation packet is characterized by five fields, that are enumerated and explained as follows.

Reservation packet:

1. **Station list:** The complete station list, including the station i.d., arrival time, and departure time, for each station.
2. **Status:** The status of the reservation: (i) RESERVING if the reservation packet is traveling forward through its station list attempting to make reservations, (ii) REMOVING if the reservation removal packet is propagating forward while releasing the previously granted reservations, or (iii) ACCEPTED if the reservation packet is returning to the originating train.
3. **Train i.d.:** The unique identification number for the train. The i.d. = (originating station * 100000) + time at which the train is introduced into the system.
4. **Train speed:** The speed information is necessary when the station must modify the reservation time for the train since the original request cannot be satisfied. The speed information is used to compute the travel time over the track.
5. **Reservation i.d.:** The unique identification number for the reservation.

Since a train may require a substantial amount of travel time from one station to the subsequent station, the "train packet" is not assumed to propagate instantaneously. In fact, every train packet is labeled with a timestamp value which represents the timestep at which it is expected to arrive at the destination station. Upon receiving a train packet, a station node stores it in a buffer until the timestamp value of the packet equals the station's own timestep value. Then the train is assumed to have arrived at the station node and further processing is initiated. A train packet consists of six fields that are enumerated and detailed subsequently.

Train packet:

1. **Timestamp:** The expected arrival time of the train at the receiving station.
2. **Train i.d.:** The unique identification number for the train. The i.d. = (originating station * 100000) + time at which the train is introduced into the system.
3. **Origin:** The originating station of the train.
4. **Destination:** The final destination station of the train.
5. **Path:** A sequential list of the tracks traveled by the train, for the purposes of data collection and analysis.
6. **Reservation:** The reservation packet associated with this train.

Since a train may request cancellation of previously approved reservations for tracks along a path when it decides to select an alternate path, conceivably, a train upon arrival at a station may find its subsequent track unoccupied. For efficient use of tracks, the train must be allowed to travel along the track, if possible. To achieve this objective, when a train arrives at a station before its scheduled departure time from that node, it generates and propagates a "waiting packet" to the station that owns the track. Upon receiving the waiting packet, the corresponding owner station queues the train. At every timestep, the station examines whether the track is free and notes the number of timesteps (say Q) for which the track is unreserved. The station then selects from the queue a train, if any, that may successfully complete the travel within Q timesteps and that has been waiting the longest. The station sends a "permission packet" to the train, allowing it to use the track immediately and removes the corresponding entry from the queue. The waiting packet consists of four fields, as shown below and the permission packet contains a single field.

Waiting packet:

1. **Train i.d.:** The unique identification number for the train. The i.d. = (originating station * 100000) + time at which the train is introduced into the system.
2. **Train speed:** The train's speed, which is needed to calculate the travel time over the subsequent track.
3. **Wait start time:** The timestep at which the train arrives at the station, earlier than its scheduled departure time, and is queued.
4. **Location:** The station, at the head or tail of a track, where a train is waiting. This information is used by the station that owns the track to direct the permission packet, if and when necessary.

Permission packet:

1. **Train i.d.:** The unique identification number for the train. The i.d. = (originating station * 100000) + time at which the train is introduced into the system.

To facilitate understanding the distributed, dynamic routing of trains in RYNSORD and the impact of different parameters on the performance of RYNSORD, a visual display of the operation of RYNSORD is achieved through the use of a graphical front end. The graphics supports the following characteristics.

- Developing and editing a railway network
- Viewing a replay of a simulation run
- Monitoring and interacting with the simulation, at runtime
- Viewing statistical information related to the input traffic, results, and runtime performance of a simulation run

The runtime display also shows the following parameters.

- The location of train
- The cumulative number of reservations processed at each station
- The number of trains waiting at each station
- The cumulative number of reservations propagated along every segment, categorized by type – Reserving, Removing, or Accepted
- The cumulative number of trains that have propagated over each track

Figure 3.6 presents a screen shot of the graphical interface that displays the 50 station railway network detailed in Figure 3.8. In Figure 3.6, each station is labeled by the first three characters of its name and its unique identification number. Stations and links are easily added or deleted directly through this interface and the graphical program will reconfigure RYNSORD automatically and correctly to execute the simulation accurately. Figure 3.7 presents a screen shot of an actual simulation run. The trains are described through circles and are located on top of the tracks on which they are traveling. They are identified by their respective identifiers, origins, and destinations. During an actual simulation run, a user may interactively communicate with any of the stations, retrieve any desired data structure and information, and generate and introduce trains into the system at any timestep and at any station.

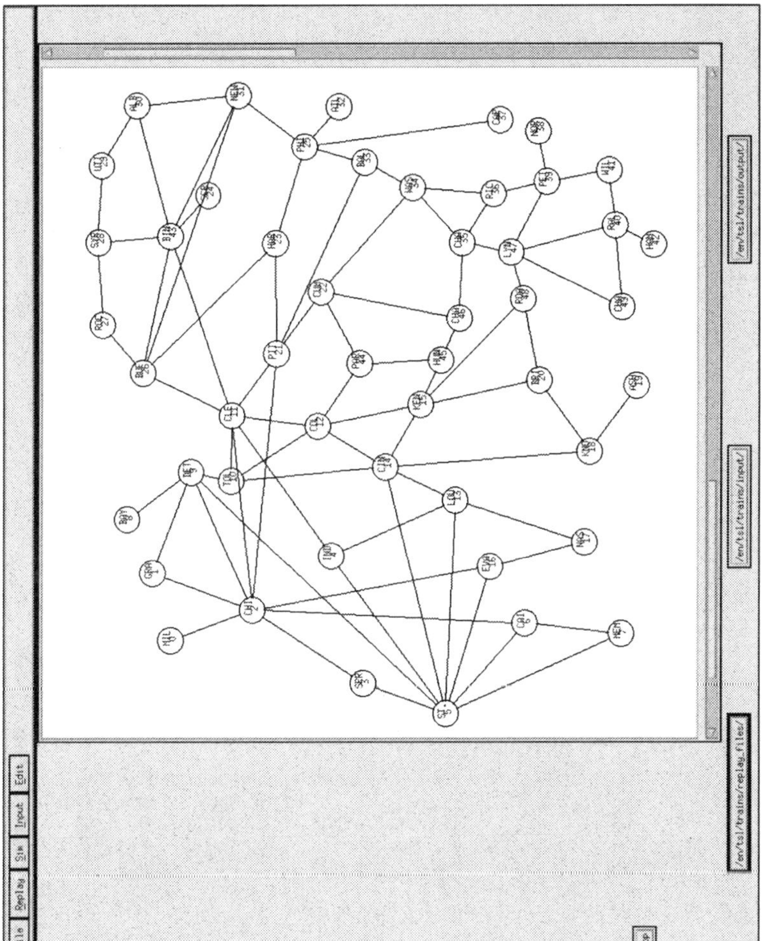

FIGURE 3.6
Screen Shot of the Graphical Interface

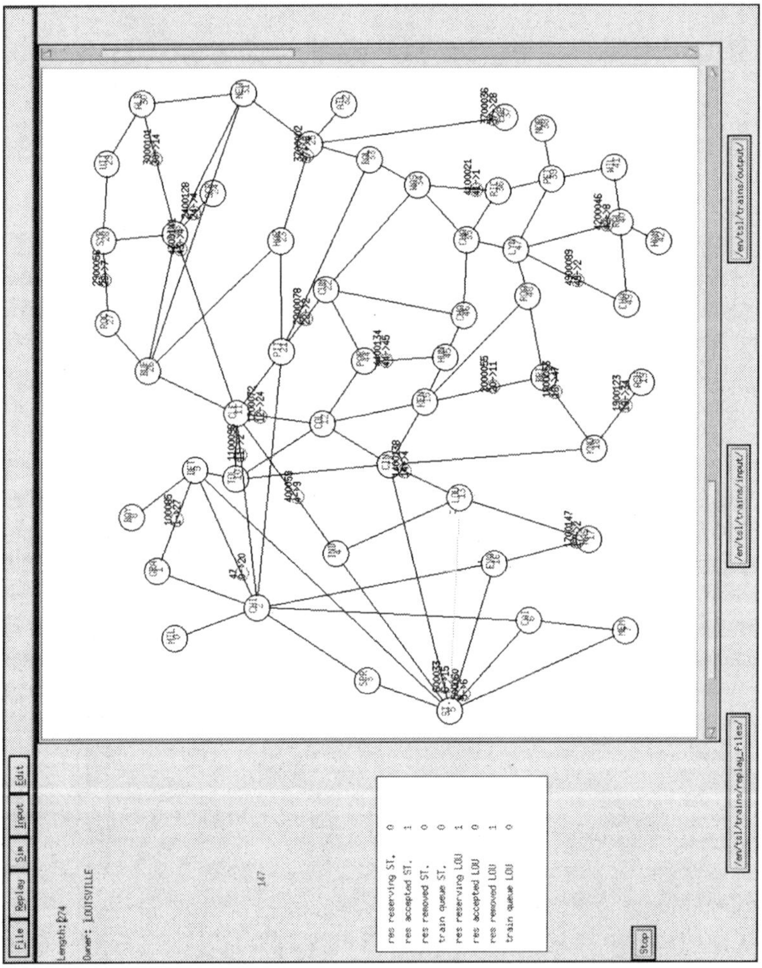

FIGURE 3.7
A Screen Shot of an Actual Simulation Run

3.4 Implementation Issues

The RYNSORD model and simulator is written in C and designed to execute on a heterogeneous network of Unix-based workstations, connected through a 10 Mbit/sec Ethernet and configured as a loosely-coupled parallel processor. The workstation mix includes SUN sparc 1, sparc 2, and sparc 10 under SUN OS 4.1.2 and Sun Solaris 5.3 operating systems and Intel 486DX2/66 and Pentium under the freely available and copyrighted Linux operating system. Station nodes and trains are modeled through processes and they communicate through TCP/IP. The code segment for every station including the trains located at it is approximately 1700 lines of C code while the networking code is approximately 1000 lines of C code. The simulator is complied by the public domain GNU C compiler, gcc, and executed at a low priority in the background, utilizing the "nice" utility. It may be noted that the workstations may be executing primary jobs for the users at the consoles. With 50 SUN sparc 10 workstations executing concurrently, the average execution time of a single simulation experiment is approximately 2 hours of wall clock time.

RYNSORD is an application program that is built on top of the transport payer, TCP/IP. By definition, the layers in the ISO-OSI model starting with the session and beyond are responsible for any required data conversion while communicating between two or more machines. Since Intel 80X86 machines employ Little Endian model while the SUN sparc machines utilize the Big Endian model [25], the necessary conversion of data in the heterogeneous network of workstations is achieved through the use of n-to-h l (network to host long integer), n-to-h s (network to host short integer), h-to-n l (host to network long integer), and h-to-n s (host to network short integer) utilities [26].

In this chapter, a subset of the eastern United States railroad network is selected, based on the existing primary railroads in the eastern United States, as shown in the *1994 Rand McNally Commercial Atlas.* A few additional tracks are added to represent a few secondary railroad segments. Figure 3.8 presents the representative railway network that consists of 50 major stations, 84 track segments, and a total length of 14,469 miles of track. A model of the network in Figure 3.8 is developed in RYNSORD and the simulation is executed on a network of 50 workstations with one station being executed on a workstation.

To obtain representative performance results, a number of experiments is executed with input trains generated stochastically and asserted into RYNSORD. Guidance relative to the choice of density of train traffic, i.e., the number of trains introduced into the system per unit timestep, is obtained from the actual number of freight trains per 365 day-year that utilize the tracks of the eastern United States railroad. For the experiments in this chapter, three train traffic densities are selected: low, medium, and high. For low, medium, and high traffic densities, the probabilities that a train is generated within a timestep, i.e., 1 minute of real time, are set at 0.075, 0.15, and 0.30 respectively. For every train originating at a station, train speeds are generated stochastically and they range from 60 mph to 100 mph. The final destination is

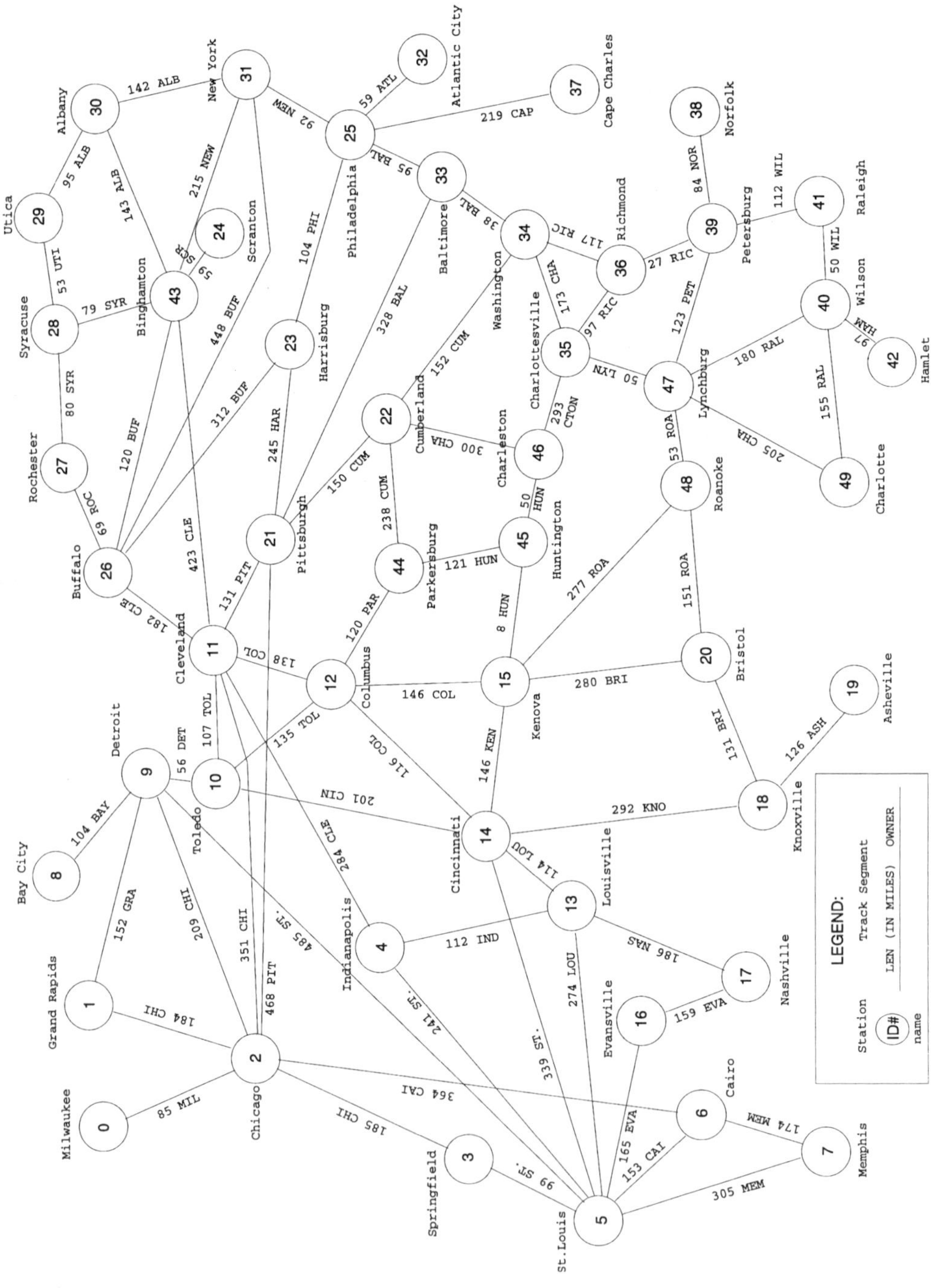

FIGURE 3.8
A Representative Railway Network: A 50 station subset of the eastern United States Railroad Network

also generated stochastically by assigning equal weight to every station, except the originating station, and selecting a station at random. Geographic proximity plays no part in the selection process. Since major stations, corresponding to major urban cities, are more likely to encounter high traffic densities, a set of nine "high traffic" stations are selected from Figure 3.8. They include Chicago, Detroit, St. Louis, Philadelphia, New York, Washington, Pittsburgh, Columbus, and Cincinnati. For the stations corresponding to these cities, the input train traffic densities are assumed to be doubled. Also, during the process of selecting final destinations of trains, these cities are assigned twice the weight of other stations.

The representative railway network is simulated in excess of 150 times, under different scenarios and for different parameters. Every simulation is executed for 10,080 timesteps that corresponds to one week of real time operation. As indicated earlier, while a typical simulation experiment executes for approximately 2 hours of wall clock time, the longest running of the 50 workstations often executes for 7 hours. Input trains are introduced throughout every simulation run at a constant and uniform rate that is set at the start of the simulation. Table 3.1 presents the cumulative number of trains introduced into the system and the estimated cumulative miles traveled by the trains for each of the low, medium, and high input train densities. The estimate is based on the assumption that every train actually travels along the shortest path from the origin to destination which may be not be true in every case.

Table 3.1 Input Train Traffic Parameters

Input Traffic Density	Cumulative Trains Introduced in RYNSORD	Estimated Cumulative Distance Traveled by all Trains (miles)
low	484	288,860
medium	869	497,658
high	1,772	1,033,123

3.5 Simulation Data and Performance Analysis

To understand the performance of RYNSORD, first the independent parameters and key performance measures are identified and a number of simulation experiments are executed on the realistic railway network (presented in Figure 3.8). The independent parameters include (1) the number of trains asserted into the system, (2) the density of trains, i.e., the frequency with which the trains are input into the system, and (3) the lookahead utilized. To evaluate the role of soft reservations objectively, this chapter also implements a competing distributed routing algorithm, referred to as approach B. Approach B is similar to RYNSORD in all respects except that it employs the traditional, hard reservations policy. A train first sends out hard reservation requests for the primary path. The stations, in sequential order, will try to reserve the requested track at the desired timesteps. If successful, the train uses the approved tracks of the primary path. Otherwise, if any of the tracks are busy, the reservation request is denied and immediately returned to the train at the originating station. Under these circumstances, the train then sends out a hard reservation request on the secondary path. If this also fails, the train must wait a minimum of one timestep before initiating a request again to the primary path. This process continues until the train is able to acquire reservation and move forward. Conceivably, a train may have to wait at a station prior to succeeding in acquiring reservation approval. If the reservation request is successfully approved, the train moves along the N consecutive tracks.

The key performance measures include (a) the travel time of trains, averaged over all trains arriving at their destinations, (b) the percentage of trains reaching their destinations, (c) the distribution of the number of hops (tracks) utilized by the trains, (d) the average number of hops traveled by the trains as a function of the lookahead, (e) the travel time of individual trains as functions of the times of their assertion into the simulation, and (f) the track utilization. Furthermore, to understand the importance of distributing the overall computation and communication tasks among all entities, three additional performance measures are defined. They include (g) the distribution of computations performed by the trains, (h) the distribution of the numbers of reservations processed by the stations, and (i) the maximum communication rate of the inter-station links.

Figure 3.9(a) presents a plot of the (actual travel time of a train minus its ideal travel time), averaged over all trains, as a function of the lookahead size. The ideal travel time of every train is used as a reference and it refers to the travel time that a train would require if it was the only one in the entire system and could proceed to its destination along the shortest path, unhindered by any other train. Clearly, in the presence of other trains in the system, a specific train may not succeed in acquiring reservation for and traveling on the tracks along its shortest path. Figure 3.9(a) shows six graphs, corresponding to RYNSORD and approach B for each of the three densities. For low and medium input traffic densities, RYNSORD's performance consistently exceeds that of approach B. Figure 3.9(a) reveals that the average travel time of trains increases modestly with increasing lookahead size. For high traffic density, the relatively poor performance of RYNSORD compared to approach B is an aberration that may be explained by the graphs in Figure 3.9(b). Figure 3.9(b) plots the percentage of trains reaching their destinations prior to the termination of simulation for both RYNSORD and approach B and for all three densities. As the density increases, the consequent greater congestion is responsible for lowering the percentage of trains that are able to finish their journeys. Also, in every case, a greater percentage of trains reach their destinations under RYNSORD than approach B, implying the superiority of soft reservations. Furthermore, since significantly less number of trains reach their destinations in approach B under high traffic density, relative to RYNSORD, the corresponding travel time graph for approach B in Figure 3.9(a) fails to include trains that run to farther destinations and is therefore skewed.

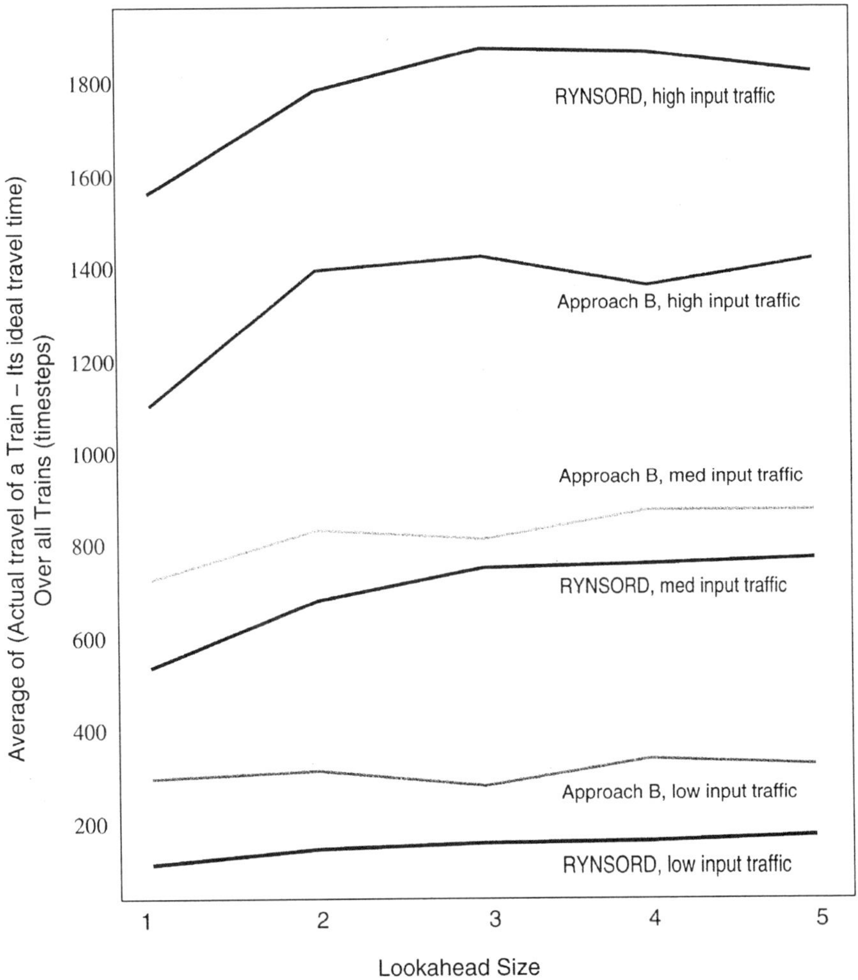

FIGURE 3.9
(a) Average over all Trains of (Actual Travel Time of a Train Minus Its Ideal Travel Time), as a Function of the Lookahead

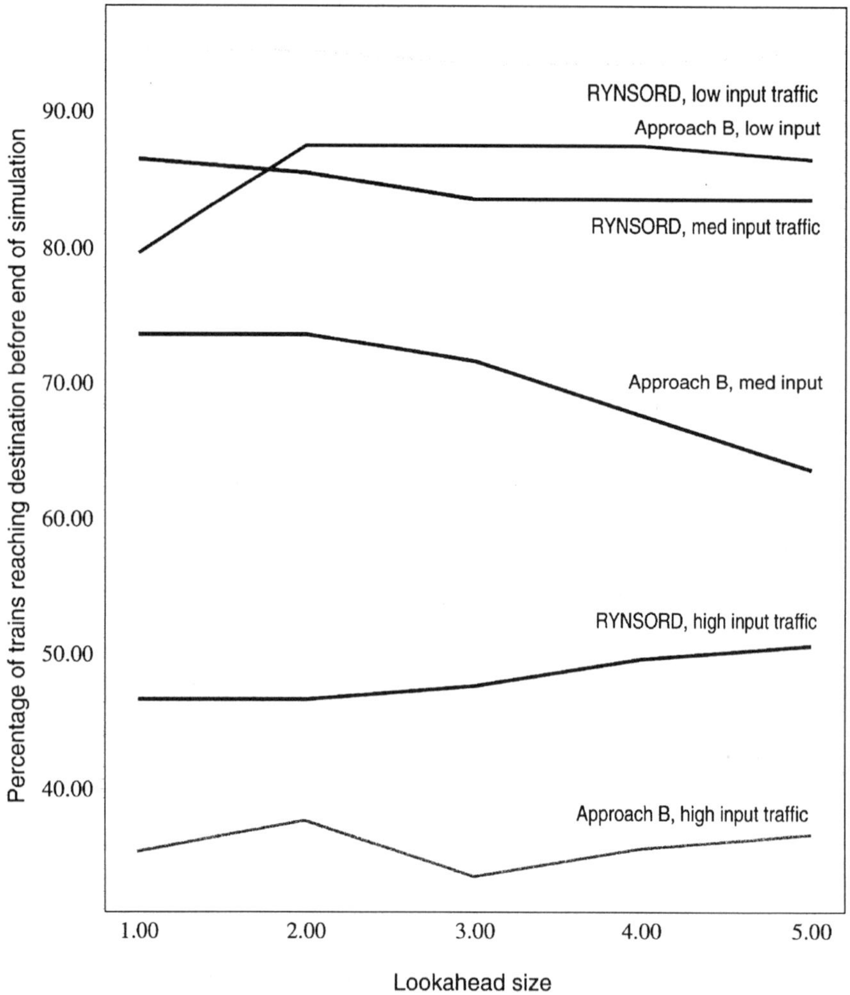

FIGURE 3.9
(b) Percentage of Trains Reaching their Destinations within the Maximum Simulation Time

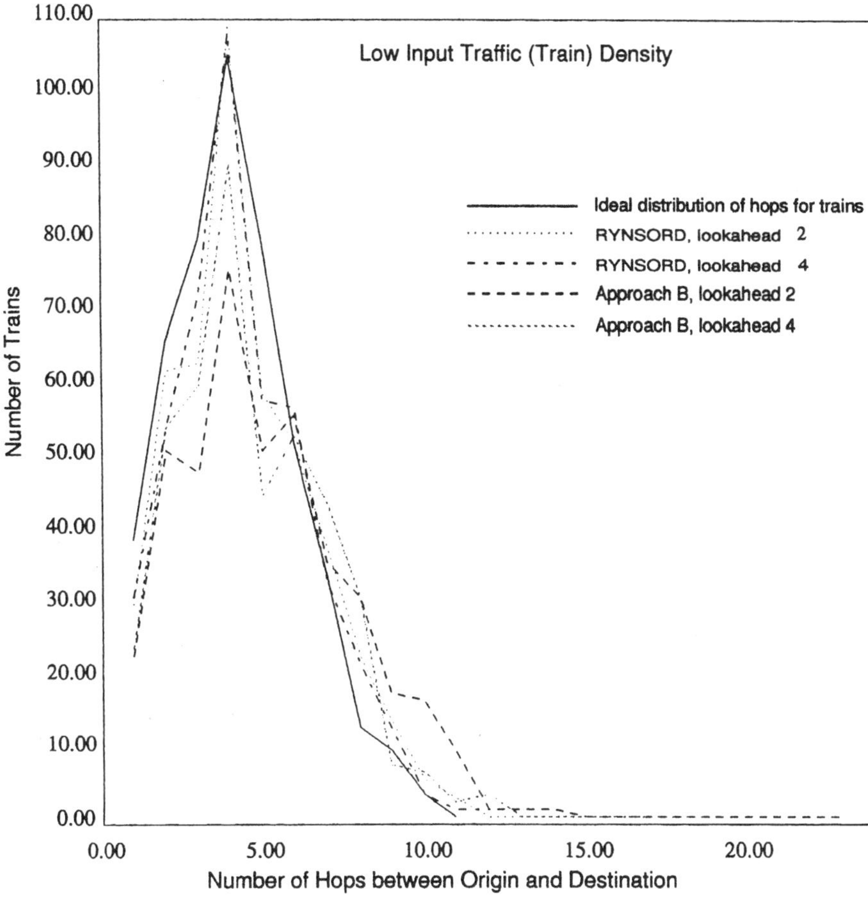

FIGURE 3.10
Distribution of Actual Number of Hops for Trains in RYNSORD vs. Approach B vs. Ideal Distribution

Figure 3.10 shows a plot of the hop (track) distribution of trains, i.e., the number of tracks, ranging from 1 to 20, that are used by the trains to reach their destinations corresponding to low input traffic density. Figure 3.10 shows five graphs, one corresponding to the ideal scenario, two relative to RYNSORD for lookahead values of 2 and 4, and two corresponding to approach B also for lookahead values of 2 and 4. The ideal scenario, described earlier, refers to the computation of the ideal paths that trains would take if every train was assumed to be the only one in the system. Under actual conditions, simulated on the testbed, it is highly probable that most trains will fail to acquire reservations for every track of their ideal paths since there will be demand for them from other competing trains. In sharp contrast, the graphs obtained from simulation show that the hop distribution closely follows the ideal scenario. That is, despite 484 trains competing for tracks, RYNSORD's distributed, dynamic routing with soft reservation yields results that are close to ideal. The graphs are especially revealing for the following reason. There is a belief in the technical community that while distributed algorithms may yield faster results, in general, the quality of the distributed solution cannot approach that obtained from centralized algorithms. This belief is fueled by the fact that in distributed algorithms, local agents execute the decision-making but are allowed access to only a fraction of the system-wide data. The results from the rigorous RYNSORD simulation unquestionably refute the generality of the belief. RYNSORD shows that under certain circumstances, distributed algorithms may yield very high quality solutions while generating them fast. The authors are currently engaged in studying a new mathematical framework to extract distributed algorithms from centralized descriptions of problems. The graphs also reveal the superiority of RYNSORD's soft reservation over approach B's hard reservations.

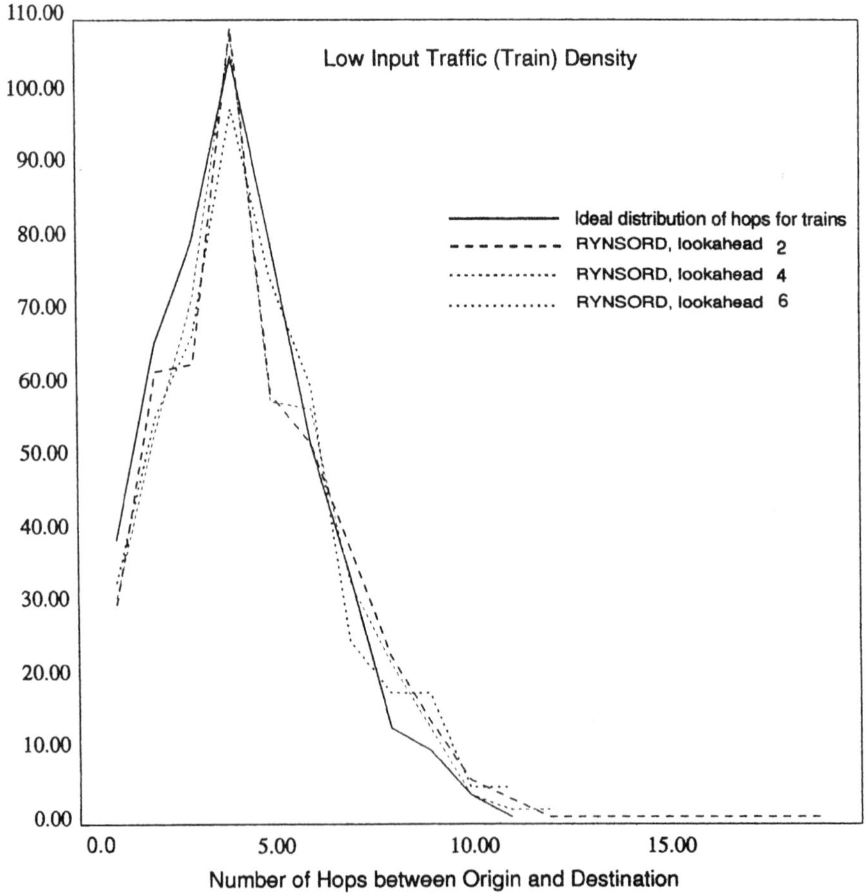

FIGURE 3.11
Distribution of Actual Number of Hops for Trains in RYNSORD vs. Ideal Distribution under (a) Low Input Train Density

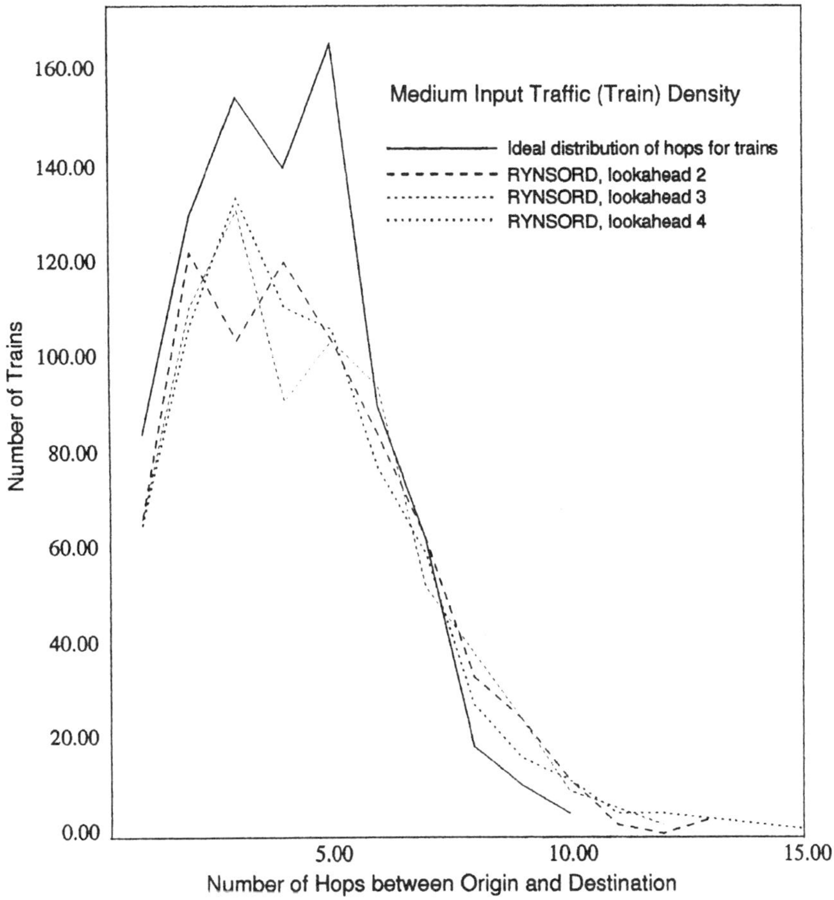

FIGURE 3.11
Distribution of Actual Number of Hops for Trains in RYNSORD vs. Ideal Distribution under (b) Medium Input Train Density

The graphs in Figures 3.11(a) through 3.11(c) contrast the hop distribution of RYNSORD under different lookahead values relative to the ideal scenario for low, medium, and high traffic densities. The RYNSORD graphs in each of Figures 3.11(a) through 3.11(c) differ slightly from one another implying that the impact of lookahead on the hop distribution is modest. Furthermore, with increasing traffic densities, the hop distributions increasingly deviate from the ideal scenario, implying that the increased competition for the tracks causes individual trains to select tracks other than those along their shortest paths from the origin to the destinations. In each of Figures 3.11(a) through 3.11(c), the graphs corresponding to lookahead 2 reveals that a small, yet nontrivial, number of trains requires an excessive number of hops. This is due to double-backs, i.e., where a train oscillates back and forth between two or more stations, while attempting to negotiate a suitable route to its destination. Despite the

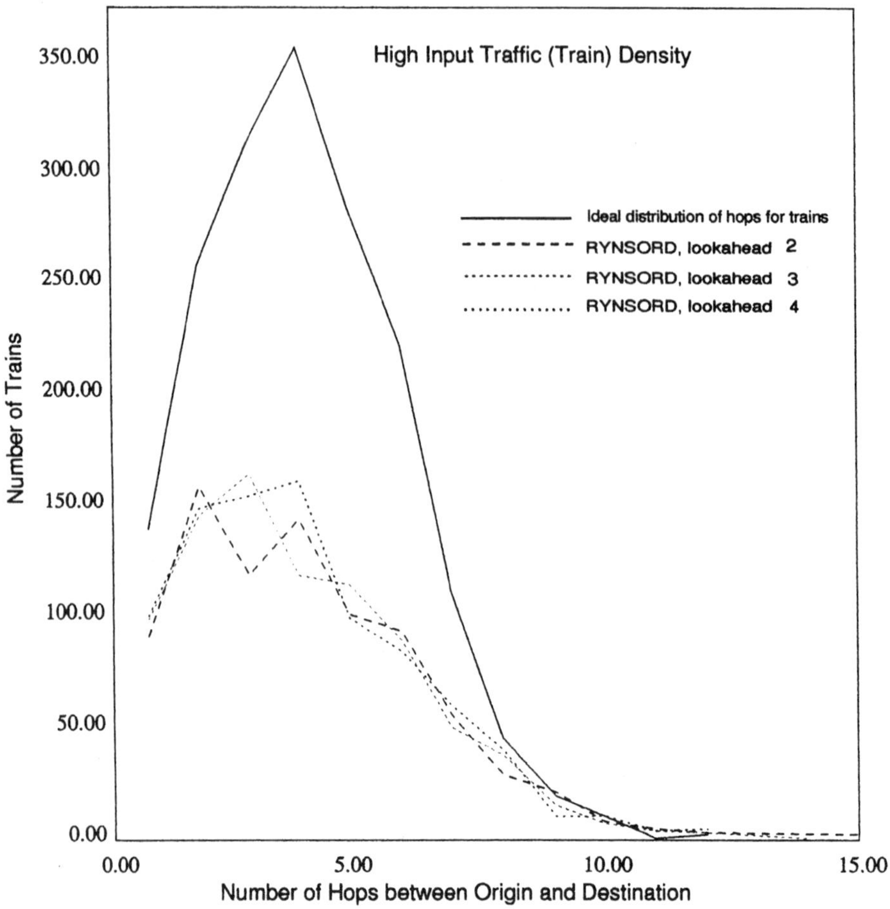

FIGURE 3.11
Distribution of Actual Number of Hops for Trains in RYNSORD vs. Ideal Distribution under (c) High Input Train Density

fact that this normally implies inefficiency of track usage, results from Figure 3.9(a) show that trains under lookahead 2, in general, reach their destinations faster. The occurrence of double-backs decreases substantially with higher lookahead values.

Figure 3.12 reports on the effort to study the impact of lookahead size on the average number of hops (tracks) for RYNSORD and approach B, for each of the three input traffic density values. Once again, for every train, the ideal number of hops is computed and used as the standard against which actual number of hops used by the train is contrasted. The graphs for all three density values in RYNSORD appear to converge to a small value that is slightly lower than the corresponding value for approach B, once again demonstrating the superiority of soft reservations. Furthermore, for lower lookahead values in every case in Figure 3.12, the average

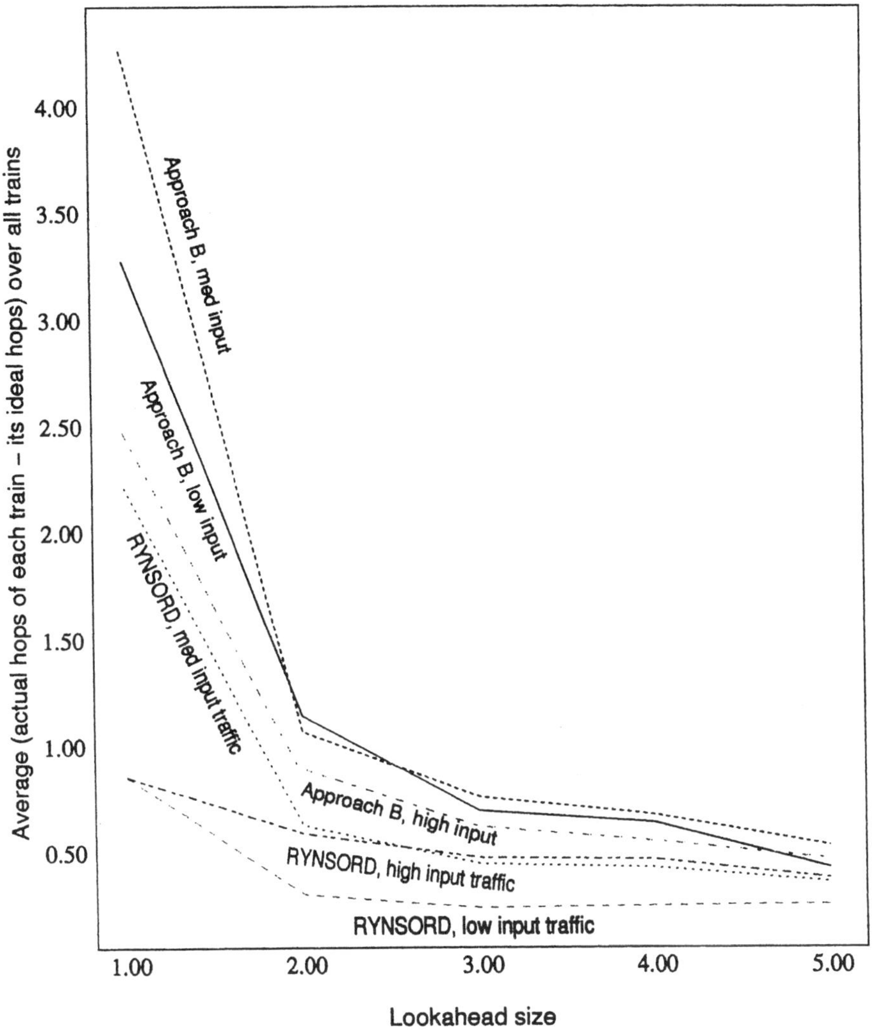

FIGURE 3.12
Average of (Actual Hops for each Train Minus Its Ideal Hops) over all Trains, as a Function of Lookahead

number of hops relative to the ideal hop count is significantly higher. This corroborates the earlier finding that lower lookahead encourages frequent switching of tracks in the course of routing and trains traverse more tracks in the process.

Figures 3.13(a) through 3.13(c) present the *tuples* [(actual travel time of a train - its ideal travel time), time of assertion of the train into the system] for all trains that reach their destinations. Figures 3.13(a) through 3.13(c) correspond to low, medium, and high input traffic densities, respectively. In general, as more and more trains compete for tracks, trains will require longer to reach their destinations. This is reflected by the increasing timestep scales along the Y-axes from Figure 3.13(a) to Figure 3.13(c). For low input traffic density, most trains reach their destinations regardless of their time of assertion into the system and this is reflected by the relatively uniform distribution in Figure 3.13(a). While the plot in Figure 3.13(b) exhibits modest cut off at high values of assertion time, i.e., 10,000 timesteps, that for Figure 3.13(c) is quite severe. This reflects the fact that under higher input traffic densities, a train, Ta, that is asserted later into the system relative to another train, Tb, may require more time for travel time than Ta and, under certain circumstances, may not succeed in completing its journey within the maximum allowed simulation time. Clearly, to achieve a stable, continuous running system with minimal cutoff, one must select an appropriate input traffic density.

Figures 3.14(a) and 3.14(b) present track utilization results, i.e., the cumulative number of times every track is utilized by trains, for approach B and RYNSORD. Track segments are identified by unique identifiers 1 through 84. While most of the tracks are utilized reasonably, reflecting efficient resource utilization, a few tracks exhibit high utilization which merely reflects the stochastic destinations of trains and the choice of the "high traffic" stations. The track utilization plot in Figure 3.14(b) is observed to be, in general, higher than that in Figure 3.14(a) implying the superiority of RYNSORD's soft reservation over hard reservation in approach B.

Figures 3.15(a) and 3.15(b) present the track utilization for high input traffic density and, clearly, it is significantly higher than that for low input traffic density in Figure 3.14(b). However, the track utilization in RYNSORD is not significantly affected by the choice of the lookahead value.

Figure 3.16 presents the distribution of a part of the overall computation task of routing the trains among the stations. A principal component of the overall computation task is reservations processing. While Figure 3.16(a) corresponds to lookahead 2, Figure 3.16(b) relates to lookahead 4. The computational load distribution among the stations is slightly higher for lookahead 2 than lookahead 4. Although the individual trains under low lookaheads execute the Dijkstra's shortest path computations [27] more frequently, they reserve fewer stations at any given time. Both Figures 3.16(a) and 3.16(b) underscore the achievement of the original goal of efficiently distributing the overall task among the station nodes. The nonuniform distribution of the reservations processing is due to the stochastic destinations of trains which, in turn, affects their routing.

Figure 3.17 presents the distribution of the remainder of the overall computation task, among the trains. A principal component of the overall task is the Dijkstra short-

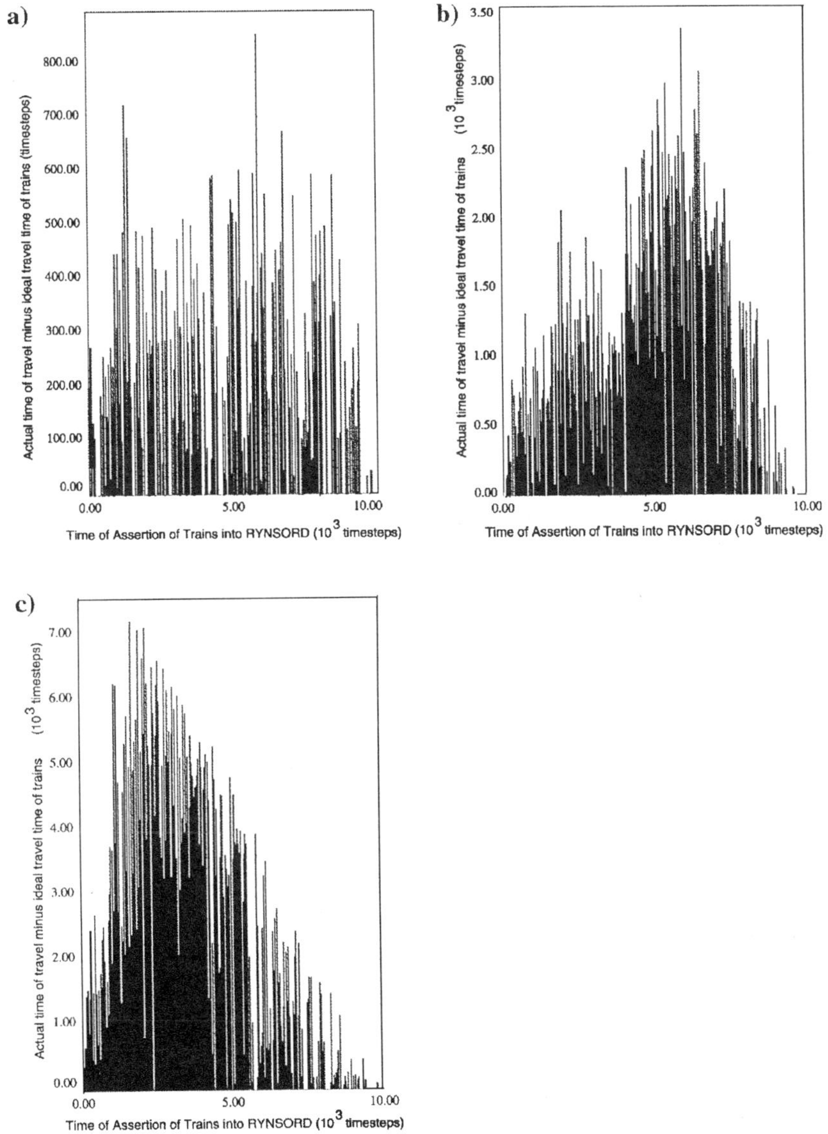

FIGURE 3.13
Actual Travel Time of a Train in RYNSORD minus Ideal Travel Time for Lookahead 4 as a function of Assertion Time of the Train, (a) Low Input Traffic Density, (b) Medium Input Traffic Density, and (c) High Input Traffic Density

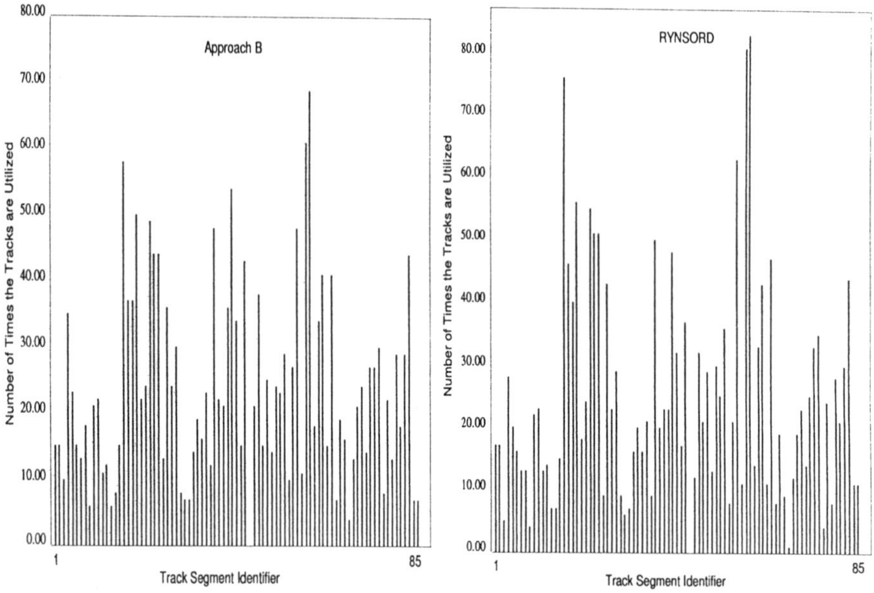

FIGURE 3.14
Track Utilization for Low Input Traffic Density and Lookahead 6, (a) Approach B, (b) RYNSORD

est path algorithm execution by the trains for computing the primary and secondary paths. While Figure 3.17(a) corresponds to lookahead 2, Figure 3.17(b) relates to lookahead 4. Both Figures 3.17(a) and 3.17(b) underscore RYNSORD's original goal of efficiently distributing the overall task among the trains. In both Figures 3.17(a) and 3.17(b), with the exception of a few trains, the computational burden is uniform among most trains which underscores the achievement of equitable distribution of the overall task among all trains. The computational load in Figure 3.17(a) is significantly higher than that in Figure 3.17(b) since, under low lookahead, trains perform shortest path computations more frequently.

Tables 3.2 and 3.3 present data collected from the simulations to assist in the understanding of the impact of lookahead on key performance measures. The "average time" refers to the travel time of trains relative to the ideal travel times and is computed as equal to ((sum over all trains of (actual travel time of a train - its ideal travel time)) ÷ by the total number of trains). While Table 3.2 presents data for low input traffic density, Table 3.3 corresponds to medium input traffic density. In Table 3.2, for high lookahead values, the average travel time of trains increases and it correlates to the commensurate increase in the average waiting time. The latter, in turn, is due to the fact that to reserve more tracks for increasing N, trains must wait longer at the host stations where they initiate reservations, while engaged in communicating with more stations. However, the average number of hops decreases with increasing lookahead while the decrease in the number of double-backs is even more dramatic.

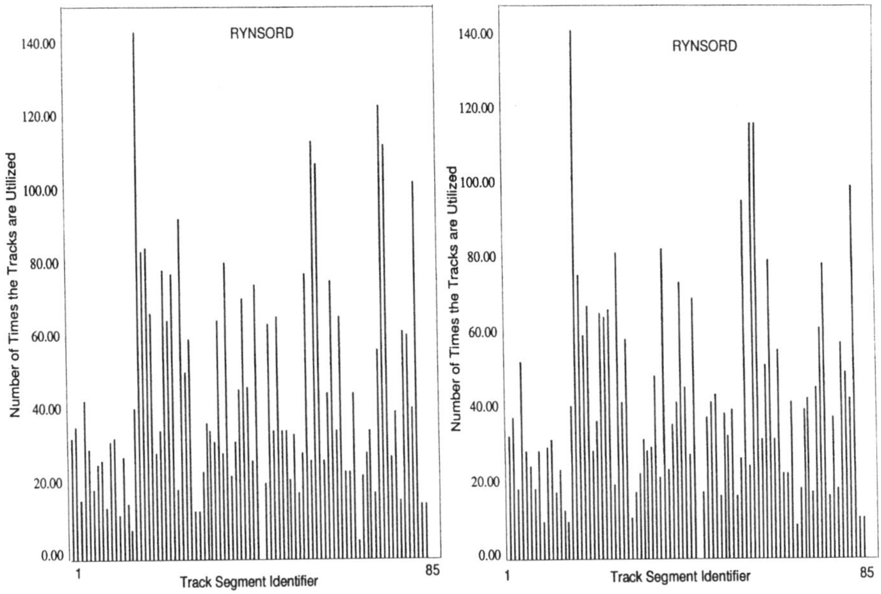

FIGURE 3.15
Track Utilization in RYNSORD for Medium Input Traffic Density, (a) Lookahead 2, (b) Lookahead 4

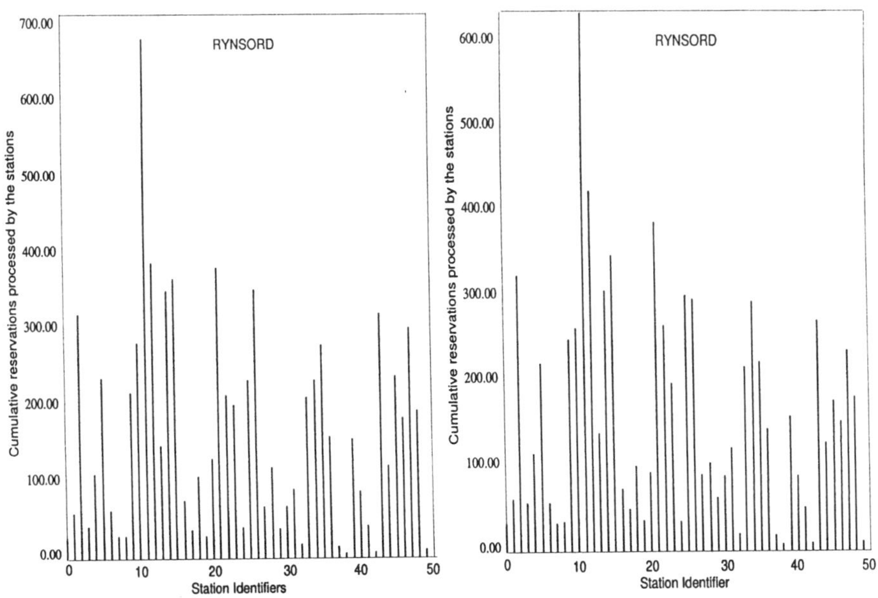

FIGURE 3.16
Distribution of Reservations Processed by Stations in RYNSORD for Medium Input Traffic Density as a function of Stations, (a) Lookahead 2, (b) Lookahead 4

Table 3.2 Comparative impact of lookahead on performance parameters in RYNSORD under low input traffic density.

Lookahead value	Link Usage (%)	Total No. of Hops	Total No. Double-backs	Average No. Hops Per Train	Average time	Average Miles Per Train	Average Waiting Time (timesteps)
1	27	2313	321	5.039	122.11	620	113
2	27	2053	17	4.483	151.91	627	119
3	27	2026	5	4.443	164.24	619	137
4	27	2029	3	4.450	170.56	627	136
5	27	2046	2	4.458	182.01	620	151

Table 3.3 Comparative impact of lookahead on performance parameters in RYNSORD under medium input traffic density.

Lookahead value	Link Usage (%)	Total No. of Hops	Total No. Double-backs	Average No. Hops Per Train	Average time	Average Miles Per Train	Average Waiting Time (timesteps)
1	52	4656	1274	6.151	545.94	647	615
2	48	3428	144	4.565	688.95	619	647
3	46	3194	12	4.357	759.77	610	711
4	45	3186	9	4.341	769.62	604	728
5	45	3137	3	4.274	780.01	603	737

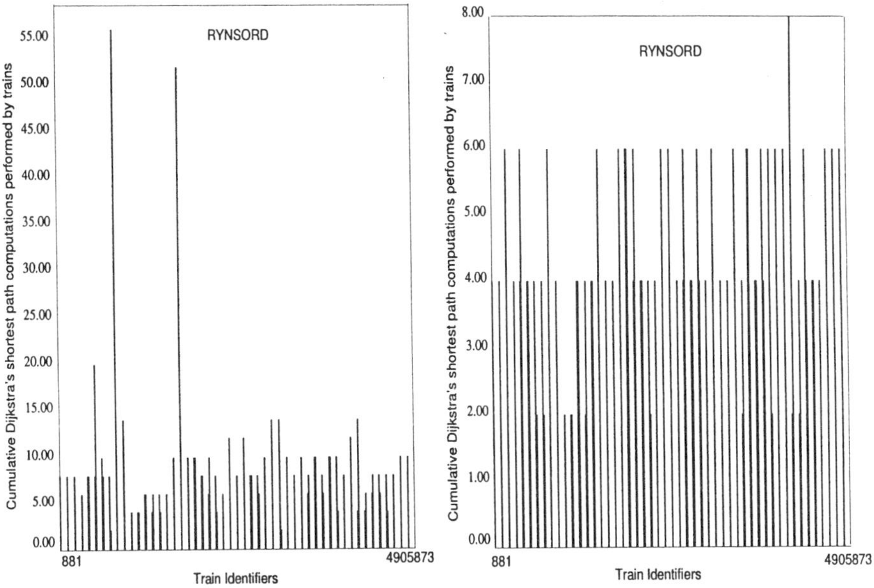

FIGURE 3.17
Distribution of Computation among the Trains in RYNSORD for Medium Input Traffic Density for, (a) Lookahead 2, (b) Lookahead 4

The contrast between low and high lookaheads is more pronounced in Table 3.3.

For low lookahead, the average travel time of trains and average waiting time are significantly lower. However, the average miles traveled by trains, the average number of hops, and the link usage are higher. In addition, the number of double-backs is particularly high. Trains under low lookahead have a restricted view of the system-wide congestion and are more likely to make poor long-term choices. However, they make routing decisions more frequently and, although this increases their computational burden, their decisions are up-to-date and superior as reconfirmed by the shorter average travel times. In contrast, trains under high lookahead are locked into tracks for longer periods of time and fail to take advantage of rapid dynamic changes in the system-wide track usage as reflected by their longer average travel times. Nevertheless, their routing is more organized, requires less hops and distance traveled, and virtually eliminates double-backs. Thus, where shorter travel times are of paramount importance and the cost of track usage is negligible, low lookahead values are logical. Where the cost of using tracks is appreciable relative to the idle waiting of trains at stations, high lookahead value is recommended.

A principal objective of RYNSORD is to minimize the intra-network communications through distributing the overall computational task to the local entities. Figure 3.18 presents a plot of the maximum communications rate for every inter-station communication link. Given that the resolution of the simulation is 1 timestep or 1 minute of real operation, the resolution of the data presented here is also limited to 1 minute. A maximum of 500 bytes/minute of data propagation is observed in Figure 3.18 which is easily realizable through commercial wireless modems rated at 9,600 or 19,200 baud. Thus, one of the principal objectives of RYNSORD is achieved. In contrast, a centralized algorithm would theoretically require a much higher communications rate implying expensive interfaces.

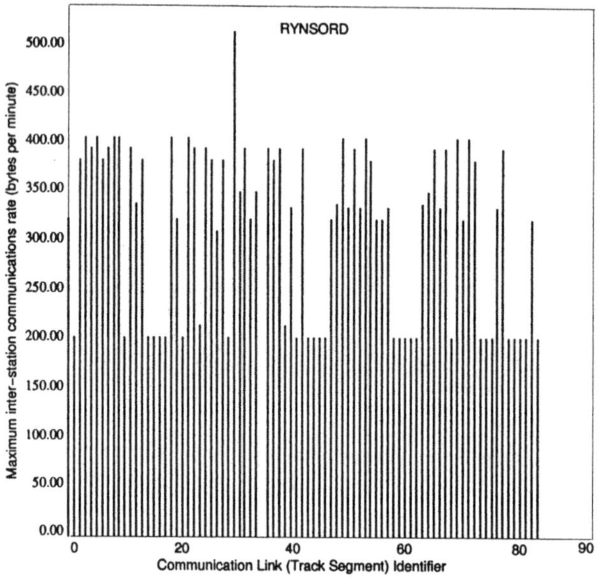

FIGURE 3.18
Maximum communications rate (bytes/minute) of inter-station links

Limitations of RYNSORD

One limitation of the current RYNSORD implementation is that it does not model abrupt track failures. Conceivably, track failures may cause severe local congestions which may spread to other parts of the network. While RYNSORD allows trains to utilize congestion information to re-plan their routes, its performance in the event of track failures warrants further study, and is reported in Chapter 5.

Chapter 4

DICAF: A Distributed, Scalable Architecture for IVHS

4.1 Introduction

According to ITS America [5], surface transportation in the United States is at a crossroads. While the nation's roads are badly clogged and congestion continues to increase, the conventional wisdom of building more roads will not work for both financial and environmental reasons. Congestion costs billions of dollars annually in lost productivity, energy wastage, and increased emissions from vehicle idling. Traffic accidents in 1993 alone caused 40,000 deaths and 5 million injuries. In response to these problems, the U.S. Congress passed ISTEA, the Intermodal Surface Transportation Efficiency Act of 1991, whose basic goal is to develop a national transportation system that is economically efficient, environmentally sound, and moves people and goods in an energy efficient manner. The U.S. Department of Transportation, led by the Federal Highway Administration, has launched the Intelligent Vehicle Highway System (IVHS) program to meet the demands of the ISTEA. IVHS does not aim to address the capacity problem. It aims to assist in steering drivers away from bottlenecks and in introducing and managing reasonable enforcement measures such as congestion pricing. Surface transportation-related problems are not unique to the U.S. In fact, in countries with higher population densities such as Europe and Japan, the problem is more acute. The Programme for a European Traffic with Highest Efficiency and Unprecedented Safety (PROMETHEUS) [28], project in Europe and the Advanced Mobile Traffic Information and Communication System (AMTICS) program [29] in Japan closely parallel the IVHS program in the U.S..

To virtually every driver today, the current interstate and state highway system is often a source of frustration, primarily because of congestion. King [30] notes that driver navigational waste is equal to 6.4% of all distance and 12% of all time spent in travel by non-commercial motorists, amounting to millions of dollars. The Rhode Island Department of Transportation (RIDOT) [31] [32], estimates that 60% of all vehicle-hours lost is due to accidents, stalled vehicles, and other road mishaps which are dynamic and unpredictable. Similar findings are reported by other State DOT agencies. Peters, McGurrin, Shank, and Cheslow [33] estimate that the ITS infrastructure must improve vehicle handling capacity by 30% in order to keep congestion from growing beyond the current level. Other sources of congestion include routine maintenance, construction, and special events which are mostly predictable. It is generally and probably correctly believed that availability of accurate highway-related information may constitute an effective antidote to such problems.

Consider the following three typical scenarios: (1) A driver enters into a highway near exit 24 (for example) and runs into congestion within a mile. The congestion is severe but extends only up to exit 22. Had the driver been aware of this problem before entering into the highway, he or she could have easily driven on a short back-road and entered the highway past the congestion. (2) A driver passes a gas exit and, after driving 20 miles, notices that the fuel level is low and that most gas exits are closed. Had the driver been aware of this problem, he or she could have easily filled the tank at the last gas exit. (3) A driver needs to reach home in Rhode Island from New Jersey on a Sunday. It is 1 P.M. in the afternoon and it has just started to snow. The forecast calls for heavy snow after 7 P.M.. The driver assumes that I-95, an important thoroughfare, will be kept cleared and that it would require approximately 5 hours to drive the 240 miles yielding an estimated time of arrival of 6 P.M.. The driver enters Interstate 95 only to find out that the interstate is not being cleared of snow and that it is impossible even to pause in the breakdown lane to clear the icy rain from the windshield. The average speed hovers around 25 miles per hour and the driver is caught in the heavy snow storm only to reach home after a painful 10 hours. In each of the above scenarios, clearly, if accurate information was made available, the drivers could have judiciously planned their trips and thereby avoided contributing to the congestion, while ensuring safety and economy.

In addition to substantial research reports on traffic management and traffic control, the recent literature reports a number of research efforts in intelligent transportation systems (ITS). Haver and Tarnoff [34] report a new, efficient traffic management system that utilizes microprocessors and local area networks to achieve online signal optimization. Fenton and Mayhan [35] report their studies and findings relative to the development of theoretical control concepts and controllers for longitudinal and lateral control towards an automated highway system. Powell [36] presents a summary of current tools used in the optimization of assignments of drivers to motor carriers, dynamic fleet management, i.e., pickup and delivery schedules and vehicle routing. He observes that the traditional vehicle routing problem is a fundamentally hard, mathematical problem, and that there is little difference between the different techniques that are in use today. Batz [37] reports on the use of TRANSCOM, the real-time traffic information that is dispatched by over 14 transportation and traffic enforcement agencies in the New York/New Jersey metropolitan area and is used by the trucking industry. When an incident occurs, TRANSCOM reports the location and time of incidence and an estimated time to clear through a 80-character message. This is intercepted by the participating motor carriers which then analyze the impact on their individual trucks and relay appropriate information on a timely basis. While the system is currently under evaluation, it is expected to facilitate increase in fleet productivity, driver's environment, and customer service. Roper and Endo [38] report on the Santa Monica Smart Corridor Project whose primary objective is to create a better balance of flows among all roadway facilities. It is proposed to develop a centrally located urban freeway traffic control center, Central, that will collect traffic data from multiple sources and disseminate them, in real-time, to in-vehicle displays on 25 selected, en-route vehicles. Once every minute, the in-vehicle processor receives messages containing link congestion data that are broadcast from the Central and uses it to extract relevant congestion data that is pertinent to the location and heading of the vehicle. At the Central, a dedicated workstation tracks every one of the test vehicles to monitor vehicle routes and diversions made by drivers. This scheme is expected to lower the million vehicle hours per year by 15%, the average freeway trip duration by 12%, and increase the average freeway speeds from 15-35 mph to 40-50 mph.

In its incident management plan [31] [32], the RIDOT aims to inform the public of predictable and dynamic sources of congestion through traffic reports on radio stations. For accurate reports, RIDOT plans to consolidate information from visual air traffic patrols, video cameras, RIDOT ground vehicles, public safety patrols, emergency vehicles, and motorists through a standardized information exchange format and by using a combination of computers, modems, and fax machines. A 24-hour toll-free telephone incident reporting mechanism and a free "SP" dedicated cellular phone line are also planned. In addition, RIDOT plans to improve the use of existing traffic loops and explore alternate detection schemes in high accident prone areas.

Kremer, Hubner, Hoff, Benz, and Schafer [39] present a short-range mobile radio network, referred to as mobile radio LAN's, for IVHS and describe a simulator, MONET3, that allows evaluations of protocols to operate in networks with hundreds of stations. A key advantage is that most traffic data may be provided locally without the need for global communications. Sakagami, Aoyama, Kuboi, Shirota, and Akeyama [40] describe a methodology to determine vehicle position in multipath environments from the angle of arrival of waves received by multibeam antennas. While the accuracy is hindered by tall buildings, the approach may be highly beneficial to track lost vehicles. Hussain, Saadawi, and Ahmed [41] describe a mechanism to detect and monitor traffic through an experimental overhead infrared optical system. The system successfully detects and counts vehicles and is weather-resistant and cost effective. Kim, Liu, Swarnam, and Urbanik [42] describe an areawide traffic control system (ARTC), wherein traffic flow information is frequently exchanged between signal controllers to successfully address frequent occurrences of congestion. The system exhibits improved success over an optimized fixed time control and adequate level of fault tolerance. In a related discipline of automobile highway, Von Tomkewitsch presents ALI-SCOUT [43], a dynamic route guidance system with on-board computers. An automobile receives routing information from a centrally located traffic computer through infrared communications beacons that are strategically located at traffic lights. The central computer uses current traffic conditions to determine a route tree, i.e., the best routes. The on-board computer receives the route tree and selects the appropriate route based on its destination. The report superbly discusses key issues relative to the use of infrared communications beacons and notes that the approach had been field tested for 700 vehicles. However, it does not provide any performance measures and while it is uncertain whether the approach will scale up, the use of a central computer to generate the route tree is likely to inhibit the scalability of ALI-SCOUT. Denney and Chase [44] report that the use of distributed processing in the San Antonio downtown traffic system has resulted in an open architecture that is responsive yet cost-effective and reliable. Kline and Fuchs [45] report that while the visibility of symbolic highway signs is significantly higher than those of same-sized text, it may be greatly enhanced through the use of improved symbolic signs designed using an optical blur (i.e., low pass) approach in order to avoid higher spatial frequencies. Robertson and Bretherton [46] describe the SCOOT method of optimizing traffic signals in real time that adapts the signal timings automatically to new flow patterns. Bernard [16] proposes the ASTREE railway traffic management system which maintains a distributed database of up-to-date, accurate, and comprehensive representation of route layout and train progress. However, the centralized decision making in ASTREE uses the information in the database to either automatically make decisions or assist human operators with decisions, relative to route settings and train control. The settings are then downloaded to the wayside equipment and locomotives.

Researchers at PATH, Partners for Advanced Transit and Highways, at the University of California, Berkeley, have proposed an architecture for IVHS [6] wherein one or more automobiles are organized into discrete platoons that move through special lanes, similar to high occupancy vehicle (HOV) lanes, on existing freeways at very high speeds. When a vehicle enters into the network and announces its ultimate destination, the IVHS system assigns it a nominal route through the network. While the approach has been successfully tested [47], its limitations include the risks of entering and exiting the HOV lanes in the presence of other lower speed vehicles on the freeway and the fact that many drivers may resent the idea of being forced to travel at very high speeds. Shladover and colleagues [48] summarize their accomplishments relative to automating vehicle lateral (steering) and longitudinal (spacing and speed) control. Von Aulock [49] reports that a feasibility analysis of automatic guidance system on German freeways conducted by Prof. Hiersche of the Technical University of Karlsruhe has concluded that while existing freeways and bridges are not built for and cannot be modified economically for automatic vehicle guidance system, entering and leaving the system with vehicles zooming along 5 meters apart at speeds reaching 120 km/hr is a highly likely source of accidents.

ITS America has recently published [5] the design proposals released by the four national architecture development teams led by Hughes Aircraft, Loral Federal Systems, Rockwell International, and Westinghouse Electric. The Hughes approach consists of a centralized, traffic management center (TMC), that detects and analyzes incidents and mitigates congestion by issuing real-time traffic information, routing parameters, and through controlling ramp metering and traffic signal timing. The TMC is aided by area processors that principally control the communication between the TMC and the beacons that interact with the vehicles. The Loral approach utilizes the concept of a fully-integrated transportation system, allows for modular and flexible sub-systems, and supports open standardized interfaces. Rockwell proposes a multi-layered architecture and recommends interface standards at the application layer for each interface. It also proposes the development of a traffic management center but deliberately avoids specifying the design and configuration of the TMC. The Westinghouse team proposes the use of traffic management centers and traffic control centers to provide centralized route guidance and other information to vehicles. A key concern with the proposed architectures is that they are yet to be supported by either scientific experimentation, mathematical validation, or simulation. Under contract from the FHWA, Nynex Corporation [50] has developed a traffic management system wherein a centralized TMC serves selected test vehicles that are equipped with specialized cellular phones. Initial data from the "operational tests" show that the length of an average cellular phone call necessary for a TMC to provide route guidance instructions to a single vehicle is approximately 5 to 10 minutes. The total number of vehicles in the NYNEX study is extremely small. While NYNEX estimates that it is too costly to gain widespread consumer acceptance, a more serious problem is that the length of the call will increase significantly as more and more vehicles demand interaction with the TMC. Studies by VanGrol and Bakker [51] in Germany corroborate Nynex's finding in that centralized TMCs that perform dynamic traffic management and short-term traffic forecasting are increasingly unable to keep up with the demand. Iqbal, Konheim, and Ketcham [52] note that the accuracy of the projections of recurring and non-recurring congestions along corridors is limited by the static nature and highly variable quality of existing data. Jing, Huang, and Rundensteiner [53] recognize the difficulty of simultaneously computing a large number of paths for a huge transportation network, and in storing the large number of precomputed paths in the computer memory. They propose a hierarchical encoding of the partial paths that offers improved performance and space efficiency. Talib, Love, Gealow, Hall, Masaki, and Sodini [54] propose incorporating a special, high density pixel parallel processor chip onto a desktop computer to achieve fast low-level image processing in ITS systems. Ziliaskopoulos, Kotzinos, and Mahmassani [55] present techniques to execute shortest-path algorithms, fast, on CRAY supercomputers. Rouphail, Ranjithan, El Dessouki, Smith, and Brill [56] propose the development of a decision support system for pre-trip route planning that generates maximally different routes for a network that is characterized by time-dependent link travel times. Centralized TMCs are complex and expensive to build and maintain. For instance, the Minneapolis TMC [57] contains 48,17-inch monitors, controls 354 ramp meters, receives data from 142 CCTV cameras that are located along the highways and connected through fiber optics, and managed by 37 personnel. Upchurch, Powell, and Pretorius [58] describe the deployment of a closed-circuit television camera network along 256 kms of arterial corridors in Phoenix, Arizona, at a cost of $42 million.

Chang, Junchaya, and Santiago [59] describe a traffic simulator implemented on a connection machine CM-2 and note that its performance is promising. Junchaya and Chang [60] state that their simulator has the inherent path processing capability to represent driver's route-choice behavior. They report being able to simulate 32,000 vehicles for 30 minutes at one-second intervals in 3.5 minutes with 16,384 processors. Given that CM-2 is a SIMD (single-instruction multiple-data) architecture, i.e., every processor executes the same instruction in lock step, and the processors are extremely simple, the simulator is incapable of modeling the complex, concurrent, autonomous, and unique behavior of the individual vehicles. Also, SIMD machines are in essence synchronous machines and, therefore, they are not naturally suited to model the real-world, asynchronous, traffic system.

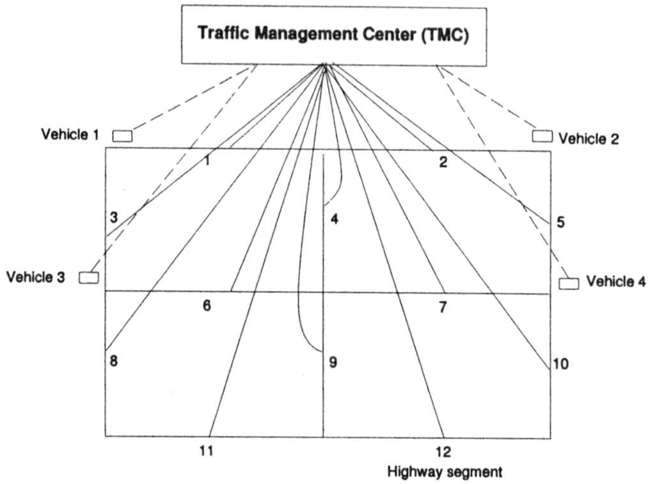

FIGURE 4.1
IVHS Architecture Utilizing Centralized Traffic Management Center

To illustrate the traditional efforts, consider a highway system, shown in Figure 4.1, that consists of 12 highway segments labeled 1 through 12, and the centralized traffic management center (TMC). The TMC is connected to each of the twelve segments through permanent links, shown through solid lines, that carry status information to the TMC as well as ramp metering commands back to the highway segments. The frequency of information exchange is governed by the flow of traffic and it defines the accuracy of the TMC's knowledge of the system state at any given time. When a vehicle, labeled Vehicle 1 in Figure 4.1, enters the system, it establishes a temporary communication link with the TMC, shown through dotted line and informs the latter of its final destination. The TMC then determines the route, taking into account the number of vehicles in the system, their destinations, and its goal of balancing the use of resources against the shortest travel times of the vehicles, and imposes it on Vehicle 1.

A significant limitation with all of the above efforts is explained as follows. It must be recognized that it is neither logical nor feasible for a single, centralized traffic management center to continually broadcast every piece of highway data that any of the thousands of vehicles on the road may desire to know. Moreover, a single centralized traffic management center possibly cannot serve a wide geographical area effectively given the limited power of radio transmitters, uneven terrain, and other factors. Furthermore, it is a well-known fact that a single, centralized unit cannot maintain the most precise information on the status of every highway segment at all times. Accuracy and precision are best achieved through a number of relatively autonomous and communicating local units. If the U.S. DOT bases the IVHS architecture on centralized traffic management centers, this chapter hypothesizes that the increase in the number of vehicles, the associated increase in congestion, and the increased demand for sophisticated traveler services and other highway related information by drivers in the future will possibly require the total redesign of the IVHS system. The reason lies in the fundamental limitation of a single-processor computer. A TMC is a serial computing entity, i.e., it executes its sub-tasks one at a time, and no matter how sophisticated and powerful it may be, its performance is bound to deteriorate as the number of vehicles interacting with it increases.

An additional limitation is that current efforts call for the TMC to exclusively divert and control the flow of traffic, based on its knowledge of congestion of all relevant highways. While this may be beneficial under certain scenarios, at other times, this may evoke resentment from independent-minded drivers. There are additional problems. First, as explained earlier, it is certain that a TMC will not have accurate and up-to-date information on all highway segments at all times, particularly when the numbers of segments and vehicles are large. Second, the TMC dictated alternate route to a vehicle may not be ideal since the TMC cannot consider reasons that are unique to each and every driver. For example, assume that a TMC dictates a driver, traveling through Rhode Island on I-95 and currently near exit 5, to take I-495 so as to divert traffic from an accident around exit 14. On the contrary, the driver who is tired from driving all night would have opted to travel forward up to exit 12, enjoyed breakfast at a restaurant for an hour, and then driven forward, had he or she been advised of the problem rather than dictated a re-routing. By that time, the accident would have been cleared. In this nation of independent-minded individuals, technology that offers choices is preferred to technology that dictates one-size-fits-all type solutions. Kawashima [29] observes that a unified AMTICS and RACS in Japan may realize route guidance through on-board computers and not by central computers, but also notes that this is merely a conceptual model. Dailey, Haselkorn, and Meyers [52] correctly observe that a key element in ITS is the distribution of dynamic data in real time to a large but authorized group of users. They propose the use of an asynchronous, distributed, client/server architecture that relies on the creation of autonomous, reusable pieces of hardware. Hall [61] argues that advanced traveler information systems must aim at utilizing alternate routes, where possible, to steer traffic away from disequilibrium behavior and to provide to the user confidence and comfort in the system.

Recently, in a number of U.S. cities, notably Seattle, Houston, and Los Angeles, the congestion information on different interstate and highway segments is collected periodically and displayed on the Internet [62]. A total of five categories [42] are used to overlay the congestion information on a map: wide-open, heavy, moderate, stop-and-go, and no data available. While the practical difficulty of automatically acquiring this information onto every vehicle needs to be addressed, the approach supports a rudimentary requirement of DICAF, the central theme in this Chapter. A serious issue, however, is the latency of this information, i.e., the difference between the times that the information is generated and utilized and its impact on the timeliness and accuracy of this highly dynamic information.

This chapter recognizes these problems and proposes the use of a distributed strategy, DICAF. DICAF uses the same basic principles of asynchronous, distributed algorithms, as presented in Chapters 2 and 3. The principles consist of utilizing data locally to compute decisions, wherever possible, and in propagating changes, i.e., new information, to other entities in the system on a need-to-know basis. Clark and Daigle [63] review the vital importance of computer simulation in traffic engineering and stress its critical role in the development and evaluation of new ideas, algorithms, and traffic control systems. The remainder of this chapter is organized as follows. Section 4.2 details the DICAF algorithm while Section 4.3 describes the modeling of DICAF on an accurate, realistic, parallel processing testbed. Section 4.4 presents the details of implementing DICAF on the testbed. Section 4.5 reports on the simulation of representative traffic networks under stochastic and realistic input traffic and also presents a detailed performance analysis.

4.2 DICAF: A Novel, Distributed and Scalable Approach to IVHS

The vehicle routing problem is perhaps one of the richest problems in transportation [36] both because of its wide applicability and its fundamental complexity from a mathematical point of view. The Bodin et al. review [64] contains over 700 references over the past four decades, a testimony to the richness of the problem. As indicated earlier, it must be recognized that it is neither logical nor feasible for a single, centralized traffic management center to continually broadcast every piece of highway data that any of the thousands of vehicles on the road may desire to know. Moreover, a single centralized traffic management center possibly cannot serve a wide geographical area effectively given the limited power of radio transmitters, uneven terrain, and other factors. Furthermore, it is a well-known fact that a single, centralized unit cannot maintain the most precise information on the status of every highway segment at all times. Accuracy and precision are best achieved through a number of relatively autonomous and communicating local units.

DICAF recognizes these problems and proposes the use of a distributed architecture wherein the overall task of data collection, processing, dissemination of information, and decision making is distributed among all of the components of the IVHS system. The fundamental philosophy is to intelligently distribute decision-making tasks among the entities to maximize local computations, minimize communications, and achieve robustness, and high throughput. A direct consequence of this philosophy is scalability, i.e., where the underlying system will continue to function and deliver relatively undiminished performance as the system grows in size with an increasing number of vehicles and highway segments. The intent of the architecture is to influence every driver's routing decision by providing accurate, adequate, and timely highway data, to help him or her plan alternatives, rather than dictate routes which inevitably leads to driver resentment and rejection of the system. Allen, Ziedman, Rosenthal, Stein, Torres, and Halati [65] report that, in simulation studies, the navigational system characteristics have significant effect on driver route diversion behavior with better systems allowing more anticipation of traffic congestion. Laboratory simulation studies with human drivers also indicate that the number of miles driven decreases when travelers are provided with better and more information.

To achieve the goals, this research effort requires (i) the understanding and analysis of the basic requirements of the entities – vehicles and road segments – constituting the traffic system, (ii) identification of the essential information to be communicated between the entities, and (iii) the determination of a generic model for all entities. The generic model must be capable of making independent decisions based on input information from a limited number of appropriate entities, yet each decision must be "consistent" with the others and cooperatively conform to the global goals of efficiency and safety. The proposed approach will carefully determine the basic rules of decision-making and communication between the entities to address all possible scenarios. By definition, asynchronous, distributed algorithms offer, theoretically, the highest benefit from concurrent processing since there is no unnecessary interference nor synchronization. It allows the use of maximal distributed intelligence from the different entities. During the operation of an actual traffic system, the outcomes at different instances of time are functions of many parameters such as the change of intent of a driver of a vehicle, vehicle malfunction, deterioration of road condition, accidents, etc., and cannot be predicted a priori. Since no single entity may possess accurate and complete knowledge of the entire traffic system at all instants of time, the asynchronous approach permits each entity to proceed as fast as it possibly can, without jeopardizing any aspect of the overall goal, namely efficiency of utilization of the resources and safety. The asynchronous approach also recognizes the intrinsic unique capabilities of every entity, if any, and permits their best utilization.

The current highway system is constituted by two components – highway segments and vehicles. A highway segment is simply a part of an existing highway, perhaps between two consecutive exits. While it is within a highway segment, a vehicle may not leave it to travel on an alternate route. Thus, when a highway segment, say between exits 2 and 3, is severely congested, a vehicle on the preceding segment may take exit 2 and travel on an alternate path. If it fails to take exit 2, the vehicle may not leave the segment until exit 3. The DICAF architecture introduces a third component – highway infrastructure, that is key to achieving its objectives. The infrastructure is organized into a number of constituent, Distributed, Traffic Management Centers (DTMCs), each of which is responsible for the collection and dissemination of information within a well-defined locality. Every vehicle is assumed to be autonomous in that it is capable of requesting necessary information from the DTMCs which it then uses to synthesize decisions. The information may assume many forms. Consider a vehicle, in transit, that requires very specific information. It communicates its request to the distributed traffic management center, DTMC1, whose jurisdiction includes the current position of the vehicle. Such requests may either include local information such as the congestion information of a particular highway segment, or non-local information such as the weather and driving condition of a highway segment significantly far away from its current position, or locations and business hours of banks, post offices, hospitals, and restaurants along the highway, further up from its current position. Corresponding to a request for local information, DTMC1 immediately propagates the data to the requesting vehicle. When the information requested is outside its jurisdiction, DTMC1 may retrieve the data from the appropriate DTMC through the network and propagate it to the requesting vehicle. This chapter focuses only on the most fundamental parameter that is essential for route guidance, namely congestion information. The issue of retrieving information on the locations and business hours of banks, post offices, hospitals, and restaurants along the highway, is beyond the scope of this chapter.

The exact location and number of the DTMCs in the DICAF system will be a function of (i) the number of vehicles requesting service, (ii) the average electronic contact time between a vehicle and a DTMC, i.e., the time needed to propagate the information, (iii) the desired level of service, and (iv) the range of the communication mechanism, i.e., wireless or infra-red beacon, between a vehicle and a DTMC. The principal choices in wireless communications mechanisms include the normal cellular telephones, cellular digital packet data system (CDPD), 220 Mhz radio transmission [66] that has been set aside by the FCC for FHWA's IVHS, and others. Kamali [67] presents a comprehensive review of a number of wireless communication technologies for intelligent transportation systems. Sodeikat [68] reports that the short range roadside infrared beacon, successfully demonstrated in the LISB field trials in Germany, supports up to 500 bits/sec. The design of the inter-DTMC network, will also be a function of the traffic volume and desired level of service. While a high-bandwidth is likely to be necessary in an urban situation, a medium-bandwidth network will probably suffice for a rural community.

A driver's choice of the routing may be based on the weather, urgency, road condition, fatigue, the condition of the vehicle, and other objective and subjective issues. Although DICAF grants full freedom to every driver, for an objective evaluation of the DICAF algorithm, this approach assumes that every driver's basic objective is to reach the ultimate destination in the shortest possible time. The driver's objective is not necessarily to use the shortest distance path since one or more segments of the path may experience greater congestion level. To assist the driver, this chapter records the following observations regarding the issue of congestion. As a first approximation, the average speed of vehicles on a given highway segment is a good measure since it reflects the throughput through the highway. However, the average speed does not capture the total number of vehicles on the highway segment which, intuitively, must bear an impact on the congestion. Although the average inter-vehicle distance for a highway segment appears to reflect the total number of vehicles on the segment, by itself, it is neither a good measure of throughput nor congestion. It fails to differentiate between two scenarios where all vehicles are traveling at 50 mph and

100 mph respectively, while still maintaining the same average distance between the vehicles. For similar reasons, the total number of vehicles on a highway segment at any time instant is also not a good indicator of congestion. This chapter proposes a new definition of congestion measure (C.M.) of a highway segment, one that reflects the combined influence of the total number of vehicles on a highway segment and their average speeds:

$$C.M. = \frac{\sum \textit{Speed of Vehicles}}{\sum \textit{Number of Vehicles}} \times \left(1 - \frac{X}{Q}\right) \tag{4.1}$$

In Equation (4.1), X represents the total number of vehicles on the highway segment at any instant. The maximum number of vehicles allowed on the highway segment, Q, is $0.5 \times N \times \frac{D}{L}$, where N, D, and L refer to the number of lanes, the length of the highway segment, and the average length of a vehicle. Presumably, the highway segment can physically hold at most $N \times \frac{D}{L}$ vehicles at any instant, all of which are traveling at the same speed. As an engineering approximation, Q, the maximum number of vehicles allowed on a highway segment, anytime, is assumed to be $0.5 \times N \times \frac{D}{L}$. The number of lanes for all segments, in this chapter, is assumed to be unity without any loss in generality. There is a general rule of thumb, usually found in the state driver manuals, of 1 car length separation between adjacent vehicles for every 10 mph speed. The reason this assumption is not reflected in the definition of C.M. above is that the maximum number of cars must reflect the physical maximum that a highway can hold, at any time. This physical maximum is clearly defined by the length of the highway segment and the car lengths, and is not dependent on the vehicle speeds. The proposed definition in Equation (4.1) is more general in that the "maximum number of cars" encompasses even severe congestion scenarios. It also permits a much higher vehicle density than the rule of thumb would allow and this, in turn, enables the DICAF simulations to be driven hard to analyze its behavior under extreme conditions. The rule of thumb, as the term suggests, is only a rule of thumb. It neither has any formal basis nor is it strictly obeyed. It is also violated under severe congestion scenarios.

Additional rationale for the choice of the definition in Equation (4.1) is as follows. Under normal circumstances, the speeds of the individual vehicles are different, as evident by the well-known fact that the lanes towards the left are designated as higher speed lanes while the right lane is meant for slower vehicles. In addition, the "passing" of lower speed vehicles by higher speed vehicles, is a common occurrence in any highway. Now, when the number of vehicles in a segment is sparse, higher speed vehicles will be able to maintain their speeds even if a few vehicles are traveling at lower speeds for any number of reasons. Thus, the average speed is likely to be high. The situation changes dramatically when the number of vehicles increases and the inter-vehicle distance decreases. The higher speed vehicles find it increasingly difficult and unsafe to maneuver around the slower speed vehicles to maintain their higher speeds. Consequently, they slow down, thereby bringing down the average speed for that highway segment. Thus, the impact of increasing number of vehicles on a highway segment is that the congestion becomes severe and the C.M. value decreases. Where the average speed goes down to zero as is likely to be the case in the event of a severe accident, the C.M. value drops to 0. Also, when X equals Q, the C.M. value is 0. Since vehicles are assumed to travel at differing speeds, this condition implies that all vehicles have come to a stand still. This chapter assumes that the speeds of the vehicles follow a normal distribution curve with the "μ" and "σ" values defined by the specific highway segment, the time of day, etc. It is also pointed out that when the absolute value of C.M. is high, the level of congestion is low while a high level of congestion is implied by low values of C.M. While the highest C.M. value is defined by the maximum permitted speed on a highway segment, the lowest value is 0. Clearly, the definition of C.M. in Equation (4.1) will not apply in scenarios where all vehicles are traveling at the exact same speed. One could have used the well-known Poisson distribution. However, it is noted that while the Poisson distribution lends itself to easy mathematical manipulation, the DICAF simulation is greatly facilitated by the readily generated tables from normal distribution. It is also pointed out that the simulations assume typical scenarios, i.e., vehicles traveling year round as opposed to the time-of-day and day-of-year variation. Thus, the continuous normal distribution is utilized in this study without any loss in generality. Furthermore Kreyszig [69] notes that, for large n, i.e., the number of independent performances of an experiment, a binomial distribution may be approximated by a normal distribution, while it is well known that the Poisson distribution may be derived as a limiting case of the binomial distribution.

As stated earlier in the chapter, most of the traditional route guidance approaches adopt a binary admittance policy, i.e., they allow entry or refuse admittance, depending on the level congestion. It is well known that binary policies [70] generally lead to abrupt decisions. In contrast, in this chapter, the C.M. value evolves gradually as a function of the average speed and the number of vehicles on the segment. Congestion measure is a continuous function [69] in that, for any given segment, it is defined for and may assume any value in the range – {0 mph, maximum permitted speed on that segment}. No vehicle is refused admittance into a highway segment, regardless of the level of congestion unless of course X is equal to Q.

It is expected that vehicles that are not already within the segment in question will, in general, avoid segments with lower values of C.M. in favor of those whose C.M. values are higher. Thus, the overall routing decisions of the vehicles are expected to be less abrupt and the distribution of the vehicles over all segments of the highway system is likely to be more gradual and uniform.

Figure 4.2 presents the DICAF architecture of a highway system that consists of twelve highway segments and nine intersection points through which traffic is introduced into the system. DICAF organizes the highway system into nine regions each of which is controlled exclusively by its respective DTMC. Although the DTMCs are located precisely at intersection points in Figure 4.2, in truth, they may be located anywhere in the vicinity of the segments that they control. Thus, DTMC1 controls segments 1 and 3, while DTMC2 controls segments 2 and 4, and DTMC8 controls segment 12. DTMC9 does not control any highway segment. The DTMCs are connected through a wide-area network where the links parallel the highway segments. As soon as a vehicle enters the system, it communicates with the local DTMC to obtain

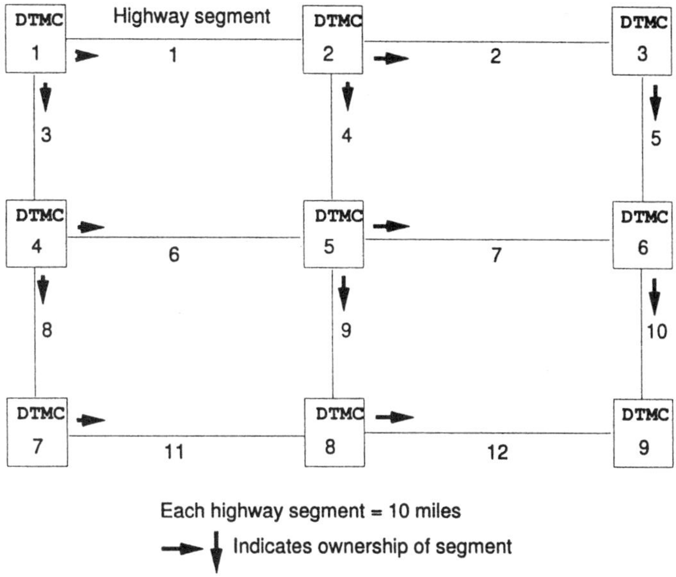

FIGURE 4.2
The DICAF Architecture

the C.M. of other relevant segments. It then determines its own route based on the goal of reaching its destination quickly. The vehicle recomputes its route when it reaches the subsequent DTMC and this process is repeated at every DTMC that it encounters, until it arrives at its destination. The C.M. value for a highway segment is most accurate within the DTMC that controls it and the accuracy decreases progressively due to data latency as one encounters other DTMCs that are further away. Thus, the vehicle progressively accesses accurate C.M. measures of the segments during its travel towards its destination. As a result, the vehicle continually refines its routing and achieves high efficiency.

Every vehicle contains a complete static topology of the highway system, i.e., the number, length, and connectivity of the segments. However, a vehicles lacks knowledge of the C.M. values of the segments since they are dynamic. This chapter assumes that there is no permanent change in the static topology. The issue of road segment failure due to construction and incidents, is beyond the scope of this chapter. When a vehicle is within the jurisdiction of a DTMC, it downloads from it the C.M. measures for the relevant segments. Then, it executes a modified Dijkstra shortest path algorithm [71] where the objective is to select a route that minimizes the estimated travel time from the current position to the eventual destination. The estimated travel time (ETT) for a segment relative to the vehicle in question, is obtained by,

$$ETT = (length\ of\ segment) \div minimum(C.M., desired\ speed\ of\ the\ vehicle) \quad (4.2)$$

In Equation (4.2), ETT is an estimate for the following reason. The C.M. measure for a subsequent segment is dynamic and it may assume a value different from that used at the instance of computing ETT when the vehicle actually travels on that segment, if the vehicle does end up traveling on that segment. In addition, since C.M. is only an indicator of the congestion level, this chapter assumes the following. If the C.M. value is lower than a vehicle's desired speed when the vehicle is about to commence traveling on a segment, the vehicle is allowed to travel at a maximum speed of either 125% of the C.M. value or its desired speed. If the C.M. value is higher than the vehicle's desired speed, then clearly, the vehicle is permitted to travel on the segment at its desired speed.

In turn, each DTMC computes the C.M. measures for the segments that it controls and propagates the values to other DTMCs using the flooding algorithm [71]. For efficiency, when a C.M. value for a highway segment differs from the previously propagated value by more than a predetermined fraction, only then is that value propagated. In addition, when a DTMC receives the C.M. values of other segments from other DTMCs, it updates its local record of the DICAF system and propagates them in accordance with the principles in the flooding algorithm [71]. The appropriate information from its local record is propagated to a requesting vehicle within its jurisdiction. The DTMC utilizes its knowledge of the number of vehicles and their respective speeds on a segment at any given time instance, to compute the C.M. Again, for efficiency, the computation is triggered when either one or more vehicles enter the segment or leave the segment. When a vehicle enters the jurisdiction of a DTMC and requests information, the DTMC registers the entry of the vehicle for the purpose of triggering the computation of C.M. When a vehicle leaves the jurisdiction of a DTMC1 and enters that of DTMC2, the latter will notify DTMC1 as soon as it registers the entry of the vehicle. Then, DTMC1 again retriggers the computation of the C.M.

The functions of each DTMC and vehicle is expressed, in pseudo code, in Figures 4.3 and 4.4 respectively.

DICAF is scalable, i.e., as the system evolves and the number of vehicles and DTMCs increases, DICAF continues to function and its performance is expected to remain relatively undiminished. With an increase in the system size, the predominant task of computing the routing for the vehicles increases, which, in turn is equitably shared by the proportionately higher number of computing entities. In contrast, under similar conditions, the sequentially executing central computer of the traditional TMC will be quickly overwhelmed by a significant increase in the computational burden. DICAF is economical, i.e., unlike the need for an expensive, central supercomputer at the TMC, each DTMC may be designed with a relatively inexpensive state-of-the-art microprocessor. The computational burden on a computing element of a DTMC is significantly lower. The maintenance cost of a DTMC computer in addition is also significantly lower. The DTMCs in DICAF may be fully automated, unmanned, and stand alone, much like the traffic signal boxes at street corners. The computing elements in the vehicles may consist of very low cost microprocessors such as the Intel 8086, Motorola 6809, etc. Similar to the traditional TMC, the DTMC computers

```
While (simulation is not complete) {
   Check for flooding messages from neighbors
   If (a message with higher sequence number) {
      Update C.M. of segments for other DTMCs stored locally
      Propagate the message to other neighbors
   }
   Check for vehicles entering any highway segment it owns
   If (a vehicle has entered) {
      Communicate with the vehicle, download C.M. measures
      Upload vehicle's actual speed
      Determine when vehicle will exit segment based on its actual speed
      Add vehicle to the wait-to-leave list
      Update C.M. of the affected segment
      If (change in C.M. exceeds a specified threshold) {
         Send flooding message to other neighbors
      }
   }
   Check the wait-to-leave list
   If (a vehicle exits the segment) {
      Update the C.M. of the affected segment
      If (the change in C.M. exceeds a specified threshold) {
         Send flooding message
      }
   }
}
```

FIGURE 4.3
Functionality of a DTMC in DICAF

of DICAF may be easily upgraded with more powerful processors as they become available. DICAF is robust and reliable. Where one or more DTMCs fail, the remainder of the DICAF system will continue to function unlike a complete breakdown of the traditional system following the failure of the TMC. The vehicles within the jurisdiction of the failed DTMCs will be temporarily locked out of the C.M. values but will resume their normal activities as soon as they enter into the jurisdictions of other functional DTMCs.

4.3 Modeling DICAF on an Accurate, Realistic, Parallel Processing Testbed

The key contribution of DICAF consists in distributing the overall task of routing all vehicles through the network among all the entities in DICAF – vehicles and DTMCs. Thus, in reality, for a given DICAF system with V vehicles and D DTMCs, the total

```
While (destination not reached yet) {
   If (entered the jurisdiction of a DTMC) {
      Communicate with the DTMC, download appropriate C.M. values
      Compute maximum permitted speed
      Set actual speed equal to maximum permitted speed
      Upload actual speed to DTMC
      Compute best route and execute travel
   }
   else {
      continue travel
   }
}
```

FIGURE 4.4
Functionality of a Vehicle

number of coordinating computing engines is (V + D). To understand its performance and its dependence on different factors, DICAF is first modeled and then simulated on a parallel processing testbed that is constituted by a network of workstations configured as a loosely-coupled parallel processor. The simulation coupled with the testbed virtually resembles a real implementation with one exception. To facilitate the simulation of a realistic system, i.e., with a reasonable number of vehicles, while every DTMC is represented by a workstation, the vehicles are modeled as tasks and executed by the workstations underlying the DTMCs. When a vehicle is traveling along a highway segment, its computations are performed by the workstation underlying the DTMC that controls the segment. Every vehicle is represented through a process that migrates from one DTMC to the subsequent DTMC in the form of a message, the vehicle must be represented through a data structure where the fields represent the vehicle's key parameters. The fields include preferred speed, actual speed, origin, and destination. When a vehicle travels from the current DTMC (say A) to another DTMC (say B), the key parameters of the corresponding process in the underlying workstation for A are encapsulated through a message, propagated to B, and remanifested as a process in the underlying workstation at B. Thus, vehicles move in the simulation at electronic speeds instead of their physical speeds and, during its travel along a segment, a vehicle's computation subtask is executed on the workstation underlying the DTMC that controls the highway segment. Thus, DICAF is capable of simulating a highway system many times faster than the actual operation.

This chapter assumes that a representative highway system is organized in the form of a rectangular grid, with any loss in generality. A DTMC is located at every intersection and while it may be connected to a maximum of four segments in four directions, it may only control a maximum of two segments: east and south. For DTMCs located at the bottom of the highway system, there are no south segments. Also, for DTMCs located to the extreme right of the highway system, there are no east segments. Thus, the maximum number of segments they control is unity.

Every DTMC maintains key information on the highway segments that it controls using the following data structure. The first field, "index," stores the DTMC's unique identifier, based on its location on the rectangular grid. While the second through fifth fields relate to the highway segment to its east, the sixth through ninth fields correspond to the highway segment to the south of the DTMC. For the east segment, the congestion measure is stored in the field "eastCM" in miles/hr units. Where the segment is non-existent, this field is assigned a value of -1. The "eLastSent" stores the most recent value of congestion measure for the segment that had been propagated to other DTMCs and "eSeq" refers to the sequence number of this value. The field "eCar" stores the number of vehicles currently traveling along the segment. The last four fields, southCM, sLastSent, sSeq, and sCar, correspond to eastCM, eLastSent, eSeq, and eCar respectively.

```
typedef struct DTMC {
        int      index;
        float    eastCM;
        float    eLastSent;
        int      eSeq;
        int      eCar;
        float    southCM;
        float    sLastSent;
        int      sSeq;
        int      sCar;
}
```

In addition, every DTMC maintains the congestion measure values for all other highway segments in DICAF. These values are updated with new information received periodically from other DTMCs in the form of flooding messages. When a vehicle connects with a DTMC, it downloads a part of this database for determining its routing. For efficiency of memory usage, each DTMC declares an array of pointers of size MAX_DTMC, as shown below. Additional memory is dynamically allocated during initialization to store the C.M. values of all highway segments corresponding to the specific highway system modeled in DICAF.

```
typedef struct DTMC *DTMC_PTR;
DTMC_PTR DTMC[MAX_DTMC];
```

DICAF utilizes two types of messages: one to encapsulate vehicles and emulate the migration of the vehicles from one DTMC to the subsequent DTMC and another to propagate updated congestion measure values for the highway segments. The data structure, shown below, is used to encapsulate vehicles. The "origin" field stores the DTMC identifiers where the vehicle originates while "dest" stores the final destination. The vehicle's unique identifier is stored in "id." The identifier is assigned at the

DTMC where the vehicle is generated and it is synthesized utilizing the DTMC identifier and the sequence number of the vehicle generated at that DTMC. The "update" and "from" fields store information to instruct the receiving DTMC to update local information on the congestion measure and other measures relative to the highway segment. The "update" flag is set if the current highway segment on which the vehicle is traveling is owned by the receiving DTMC. The "from" flag distinguishes whether the east or south segment of the DTMC requires updating. While the "inserted" field contains the time of assertion of the vehicle into a segment, the fields "appSec (in seconds)" and "appMSec (in milliseconds)" collectively store the time at which the vehicle is scheduled to appear, i.e., arrive, at the destination DTMC. Evidently, this is computed from the length of the segment and the speed of the vehicle along it. The fields "trvSec (in seconds)" and "trvMsec (in milliseconds)" contain collectively the cumulative actual travel time of the vehicle from the origin to its current position while "idealTrvSec (in seconds)" and "idealTrvMSec (in milliseconds)" store the ideal time that the vehicle requires from origin to final destination, i.e., the theoretical minimum travel time. While "speed" stores the speed of the vehicle along the current highway segment, the "prefSpeed" refers to its desired speed.

```
typedef struct Vehicle {
        int     origin;
        int     dest;
        int     id;
        int     update;
        int     from;
        long    inserted;
        long    appSec;
        long    appMSec;
        long    trvSec;
        long    trvMSec;
        long    idealTrvSec;
        long    idealTrvMSec;
        float   speed;
        float   prefSpeed;
}
```

The behavior of the workstation underlying every DTMC is presented in Figure 4.5, in pseudo-code.

In Figure 4.5, the first two statements correspond to initialization. During initialization, the workstations underlying the DTMCs are interconnected through software links such that the resulting network corresponds to the highway system. In addition, vehicles are generated at the DTMC with unique identifiers and stochastic destinations. While their desired speeds are also stochastic, they conform to a normal distribution. The generated vehicles are included in the wait-to-leave list for the DTMC and are organized according to the times when they either enter the segment

```
main {
   Synthesize the DICAF network;
   Generate vehicles and include in wait-to-leave list;
   While (simulation time is not expired) {
      Check incoming message(s) -- may be encapsulated vehicle or C.M. update;
      Process incoming message -- process vehicle or forward C.M. updates;
      Check wait-to-leave list;
      Process vehicle(s) off from the list;
      Propagate updated C.M. values;
   }
}
```

FIGURE 4.5
The "main" routine in DICAF

or depart the DTMC along an appropriate highway segment. The DICAF simulation continues until the end of simulation time is reached. The simulation runs through the following phases. First, the incoming messages are read and processed by the function Process_Message, shown in Figure 4.6. Where the message corresponds to a flooding message, i.e., a C.M. update, it is used to update the local database and then forwarded to other DTMCs. If the incoming message is an encapsulated vehicle, it is remanifested as a vehicle-process within the current DTMC and it is inserted into the wait-to-leave list. Second, the wait-to-leave list is examined to check whether any vehicle must depart the DTMC at the current time. The vehicle's routing is computed, them encapsulated in the form of a message, and propagated along to the subsequent DTMC. Simultaneously, the C.M. values of the affected highway segments are recomputed and propagated to other DTMCs. The process continues until the simulation terminates.

```
Process_Message {
   if (Message relates to flooding)
      Receive_Flooding;
   else {
      if (Vehicle commences travel of segment owned by current DTMC) {
         Update segment;
      }
      Insert vehicle into wait-to-leave list;
   }
}

Receive_Flooding {
   if (Message sequence number > previous sequence number of the segment) {
      Update segment -- update C.M. & advance sequence number;
      Forward flooding messages to all its neighbors;
   }
}
```

FIGURE 4.6
The "process message" routine in DICAF

Figure 4.7 details the organization of the function "check wait-to-leave list," in pseudo-code. During simulation, when the current time equals the time of departure from the DTMC of a vehicle contained in the wait-to-leave list, the vehicle is first extracted from the list. Then, utilizing the most recent C.M. values of the highway segments, the vehicle's routing is determined, and it is propagated to the subsequent DTMC along the appropriate segment. For a given segment, the value of C.M. may change when either a vehicle enters or exits. This causes the list to contain two kinds of entries: (i) vehicles entering the segment that are labeled normal, and (ii) "shadow" vehicles exiting the segment. Since only the owner DTMC maintains the C.M. for a segment, the "shadow" entry helps to ensure that the C.M. is updated when the vehicle completes its travel along the segment.

```
Process_vehicle {
   if (entry refers to a ''shadow'' vehicle) {
      Update segment since vehicle reaches the end;
   }
   else {
      if (current segment used by vehicle is owned by DTMC) {
         Update segment since vehicle exits the segment;
      }
      Determine best route and the subsequent DTMC;
      if (this DTMC is the final destination of vehicle) {
          Record relevant statistics in vehicle's data structure;
      }
      else if (subsequent segment is owned by current DTMC) {
         Determine the vehicle's speed on the segment;
         Update segment since vehicle enters the segment;
         Create a ''shadow'' entry for time when vehicle will complete travel
         Include entry in the list with shadow flag set
      }
      else if (current DTMC does not own highway segment) {
         set the ''update'' field in vehicle's structure
      }
      Propagate the data structure to the next DTMC;
   }
}
```

FIGURE 4.7
"Check wait-to-leave list" function

When the updated C.M. value for a highway segment differs substantially from its previous value, the owner DTMC must propagate the information to other DTMCs through the flooding scheme. The responsible function is "Update_segment." In this scheme, a sequence number is associated with every message to cut down on duplicate transmissions. When a message is broadcast from an originating DTMC to its neighbors, the DTMC increments the sequence number. When this message is received by a different DTMC, it will forward the message to its neighbors only if the sequence number is more recent than that associated with the previous copy of the C.M. The algorithm is presented in pseudo-code in Figure 4.8.

```
Update_segment {
   if (vehicle exits highway segment)
      Decrement number of vehicles on highway segment;
   else
      Increment the number of vehicles on highway segment;
   Compute new C.M. value;
   Update local copy of the C.M. value;
   if (C.M. differs from previous value by a margin exceeding threshold) {
      Propagate C.M. value through Send_flooding;
   }
}

Send_flooding {
   Increment sequence number associated with the segment;
   Initialize message with sequence number, segment ID, and C.M. value;
   Propagate message to all the neighbors;
}
```

FIGURE 4.8
"Update_segment" function in DICAF

4.4 Implementation and Debugging Issues

The DICAF model and simulator is written in C and designed to execute on a network of Unix-based workstations, connected through a 10 Mbit/sec Ethernet and configured as a loosely-coupled parallel processor. The network includes over 65 SUN sparc 10 workstations under Sun Solaris 2.4 operating system. The code segment for every DTMC including the vehicles introduced into the system at that location is approximately 4432 lines of C code while the networking code is approximately 1500 lines of C++ code. The simulator is compiled by the public domain GNU C compiler, gcc, and executed at a low priority in the background, utilizing the "nice" utility. The execution of DICAF generates approximately 4 to 9.5 megabytes of data which is then parsed by a parser to yield the performance graphs. The parser consists of 910 lines of C. Each simulation run corresponds to an experiment which, in turn, represents 24 hours of actual highway traffic and requires approximately 16 minutes of wall clock time for both a 10 processor and 51 processor DICAF system. The maximum number of vehicles introduced into DICAF is 45,000. The underlying testbed consists of 65 concurrently executing SUN sparc 10 workstations, each with 32 Megabytes of RAM and a 424-Mbyte hard drive. A total of 400 simulation runs are executed throughout this research. It may be noted that the workstations may be executing primary jobs for the users at the respective consoles.

A unique characteristic of asynchronous, distributed algorithms, DICAF being a specific instance, is that they are extremely complex to debug. It is estimated that debugging a 50-node DICAF simulation is equivalent to debugging approximately $4000 \times 50 = 200,000$ lines of C code, given that DICAF is approximately 4000 lines long. In truth, however, the problem is more severe. At any instant during execution, every processor may be executing a unique line of the DICAF program and there may be little to no correlation between them. Since we human beings think sequentially, in general, comprehending the simultaneous execution of multiple autonomous entities is very difficult, at the least. Conceivably, one can add *printf* statements in the code to display the values of key variables and structures as the execution progresses. However, the numbers of times that the values of the variables are printed out quickly runs into the thousands and becomes overwhelming. Timing-related problems are more acute and even harder to debug since they can become intermittent if *printf* statements are added to the code. In the experience of the authors, efficient debugging requires an extremely thorough knowledge of the program, very high degrees of concentration, commitment, and patience.

Asynchronous, distributed algorithms also impose great demand on the accuracy and correctness of the underlying operating system. First, such algorithms require fast propagation of small to modest size messages. Second, the distribution of messages is highly bursty. Third, given that each processor must execute the route guidance computations for 45,000 vehicles in addition to computing and disseminating the congestion measures, the burstiness of the message distribution reaches an extreme. This, in turn, imposes frequent writes into the buffers that are constantly full. It was observed that at a few times, the simulation failed unexpectedly, accompanied by the errors: *can't write, broken pipe,* and *sigpipe error.* Other, hard-to-explain errors include a scenario where one of the processors fails to write data into a file despite successfully opening it.

During simulation, a vehicle collects and stores its travel-related information including routing, C.M. values, and time of travel. The data is written out into a file when the vehicle reaches the destination DTMC. The parser utilizes it to generate performance statistics including the average speeds of vehicles throughout their travel, the actual elapse times, the theoretical minimum travel times, the actual speed distributions of the vehicles, and the percentage differential travel times as a function of the vehicle identifiers and as a function of the time of assertion of the vehicle into DICAF. The percentage differential travel time is defined later in this chapter. In addition, the parser assists in plotting the congestion measures on the highway segments both as functions of the highway segments and the simulation time. The distribution of the number of vehicles on the highway segments and the number of vehicle-DTMC and inter-DTMC messages is also obtained by the parser. Corresponding to a number of measures, the parser also computes the average and standard deviation values.

4.5 Simulation Results and Performance Analysis of DICAF

The ultimate objectives of DICAF include (a) fast arrival of all vehicles at their destinations and (b) superior utilization of all resources, i.e., highway segments.

In addition, DICAF aims to deliver a scalable, pragmatic, yet economical system wherein the communication and computational demands on the individual DTMCs are minimal. Furthermore, for a given highway system and a given realistic, input traffic distribution over a time interval of interest, the travel time required for any vehicle between any given origin and destination, in DICAF, must be uniform and independent of the time at which the vehicle commences its travel during the interval.

For a systematic presentation of the performance of DICAF, in this chapter, first the independent parameters and key performance measures are identified and a number of simulation experiments are executed, corresponding to representative traffic conditions, on two highway systems, shown in Figures 4.1 and 4.9. While the highway system in Figure 4.1 consists of 9 DTMCs and 12 highway segments, that shown in Figure 4.9 consists of 50 DTMCs and 85 highway segments. Every DTMC controls the segments to its east and south. All segments are assumed to be 10 miles in length, without any loss in generality, since the speeds of the vehicles, as described later, are stochastically determined.

The independent parameters include (1) the number of vehicles asserted into the system, (2) the density of vehicles, i.e., the frequency with which the vehicles are input into DICAF, and (3) the distribution of vehicle speeds.

The key performance measures include (a) the distribution of the travel times of vehicles arriving at their destinations, (b) the fraction of vehicles reaching their destinations, (c) the average and standard deviation of the travel times as a function of traffic density, (d) the distribution of the C.M. for selected highway segments as a function of the simulation time, (e) the average C.M. values for the highway segments for different traffic densities, (f) the travel times of the individual vehicles as a function of the times of their assertion into DICAF, and (g) the average number of vehicles on each of the highway segments, under different traffic densities. In addition, two measures are presented to permit closer examination of DICAF's performance relative to shorter travel times of vehicles. The first, (h), is the distribution of the actual average speeds of every vehicle during its travel, relative to its desired speed. The second measure aims to provide an insight into the impact of the distribution of desired speeds of vehicles on DICAF. This is achieved by measuring the average of the travel times of vehicles for higher μ value and identical σ value and for higher μ value coupled with smaller σ value. These are labeled measures (i) and (j) respectively.

To estimate DICAF's achievement in distributing the overall communication task, two additional performance measures are defined. They include (k) the maximum data transfer rate from each of the DTMCs to the vehicles measured every second of the simulation execution and (l) the distribution of the total number of flooding messages, both received and sent by the DTMCs, as a function of simulation time. The flooding messages carry the C.M. values for other highway segments from other DTMCs.

In DICAF, a vehicle is represented through a data structure and is propagated from one DTMC to another at electronic speeds unlike the slow actual highway speeds. Thus, the DICAF simulation can execute many times faster than an actual highway operation and this permits a detailed study of DICAF under many representative sce-

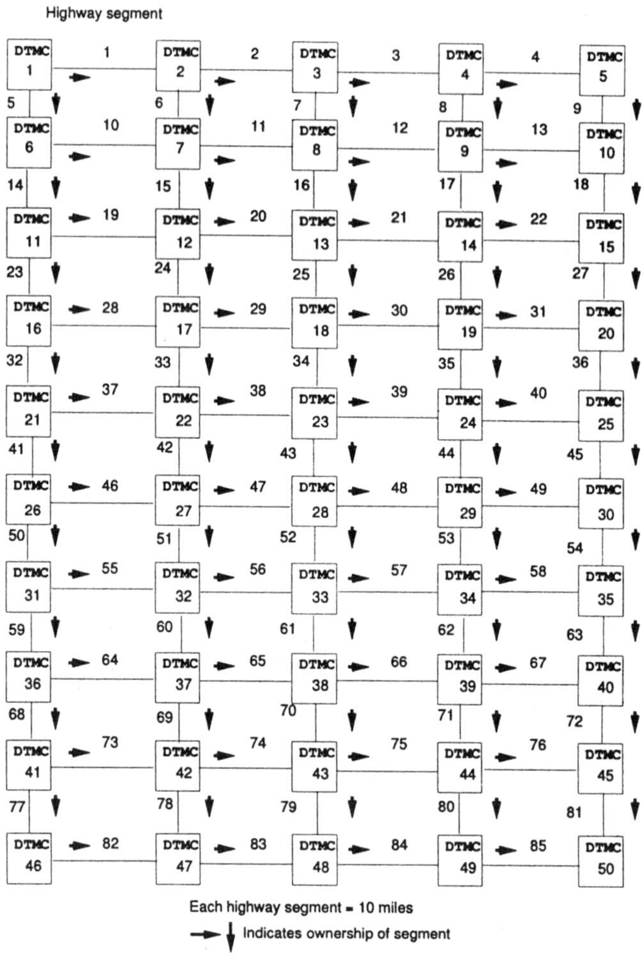

FIGURE 4.9
A Second Representative Highway System modeled in DICAF

narios. The DICAF design is organized to execute 90 times faster than an actual highway operation. That is, 1 second of the simulation corresponds to 90 seconds of actual highway operation and a 24-hour highway operation is simulated in $(24\times60\times60 \div 90) = 960$ seconds or 16 minutes of wall clock time. This is achieved in DICAF as follows. In DICAF, a vehicle arrives at a DTMC from the preceding DTMC in only a few milliseconds. However, the arrival of the vehicle is deliberately delayed at the destination DTMC by a value that corresponds to the travel time in the actual highway divided by 90. This also guarantees the accuracy of modeling and representing the travel of every vehicle in DICAF relative to the resolution of the simulation.

The average vehicle length is assumed to be 0.0025 miles which yields the maximum number of vehicles allowed on any segment at $0.5 \times \frac{10}{0.0025} = 2000$, as per

Equation (4.1). The input traffic distribution uses a stochastic function to generate vehicles that are uniformly asserted at the DTMCs of DICAF. Every simulation run executes corresponding to 24 hours of actual highway operation. Accordingly, the traffic generator asserts vehicles during the simulation corresponding to a 24-hour day. At every DTMC, the vehicles generated are assigned destination DTMCs stochastically. The number of vehicles asserted at any DTMC is a uniform function of time throughout the simulation. However, the vehicles' speeds are stochastically generated, utilizing the "drand48" pseudo-random generator function, and they follow a normal distribution with specified σ and μ values. Every vehicle is assigned a unique identifier. For the 9-DTMC highway system, the identifier is computed as: ((DTMC identifier $\times$ 10,000) + (1 .. maximum number of vehicles generated at that DTMC)). For the 50-DTMC highway system, the identifier is computed as: ((DTMC identifier $\times$ 1,000,000) + (1 .. maximum number of vehicles generated at that DTMC)). The maximum C.M. value allowed for the highway segments is 100 mph and the highest and lowest permitted vehicle speeds are 90 mph and 30 mph respectively. Thus, in this chapter, most of the performance results for both highways systems in Figures 4.1 and 4.9 are obtained for $\mu = 50$ mph and $\sigma = 10$ mph. In addition, the highway system of Figure 4.1 is simulated in DICAF for the scenarios: (i) $\mu = 65$ mph and $\sigma = 10$ mph and (ii) $\mu = 65$ mph and $\sigma = 5$ mph. While the highway system in Figure 4.1 requires 10 processors that execute concurrently and asynchronously, that in Figure 4.9 requires 51 simultaneously executing SUN sparc 10s. The number of vehicles asserted into DICAF is controlled by the traffic density function that assumes the values 3, 6, and 8, for the highway system in Figure 4.1. A traffic density value, D, implies that, at every DTMC, a stochastically generated number of vehicles, ranging from 0 to D, is asserted into DICAF at every second of the simulation. The corresponding numbers of vehicles are 8,528, 21,572, and 30,284, respectively.

The Rhode Island Department of Transportation maintains traffic density for the key highways including I-95, I-195, and I-295, in terms of the maximum number of vehicles carried by each of the segments over a 24-hour period. Since the same vehicle may travel on different highway segments, it is nontrivial to estimate the total number of vehicles asserted into the entire Rhode Island highway system from the traffic density map [72]. It is noted that the 3-lane, I-95 highway carries the most traffic, namely a maximum of 89,302 vehicles throughout a 24-hour period. Therefore, the maximum, normalized traffic density, relative to a single lane highway every lane, will correspond to 30,000 vehicles in a 24-hour period. Given that Rhode Island is a tiny state, approximately 40 miles by 16 miles in size, with I-95 assuming the role of the most important roadway, this chapter assumes that I-95 constitutes a part of the itinerary of nearly every vehicle that travels on any highway segment of Rhode Island. Therefore, the maximum number of vehicles asserted into the Rhode Island highway system is approximately 30,000 over a 24-hour period. Thus, the highest traffic density utilized in DICAF, namely 8, is representative of actual traffic conditions.

For the 50-DTMC highway system shown in Figure 4.9, the total number of vehicles asserted into DICAF is 45,296, corresponding to a density of 3. The simulation is also designed to execute 90 times faster than the actual highway operation.

It is noted that each vehicle is generated stochastically, i.e., its source, destination, and desired speed of travel, are all stochastic quantities. Given that over 45,000 vehicles are generated and simulated, the results obtained are assumed, reasonably and justifiably, to yield a general insight into the performance of DICAF. Although over 400 simulation runs were executed, each time with different seed values, the general behavior of the data was observed to be similar, and the results reported here correspond to a specific run. It may be further noted that neither μ nor σ values were measured. They were assumed for the sake of generality. The confidence interval for a μ, is given by $\{\hat{x} - k \leq \mu \leq \hat{x} + k\}$, where $\hat{x}$ is the computed mean and k = $\frac{c\mu}{\sqrt{n}}$, where c relates to the confidence level γ, σ is the measured variance, and n is the number of samples. In this chapter, n is over 45,000 which implies a very small value for k, i.e., a very narrow confidence interval, even for a large value of c, i.e., very high confidence level.

The performance data, presented in this section, is obtained from sampling key measures every simulation second.

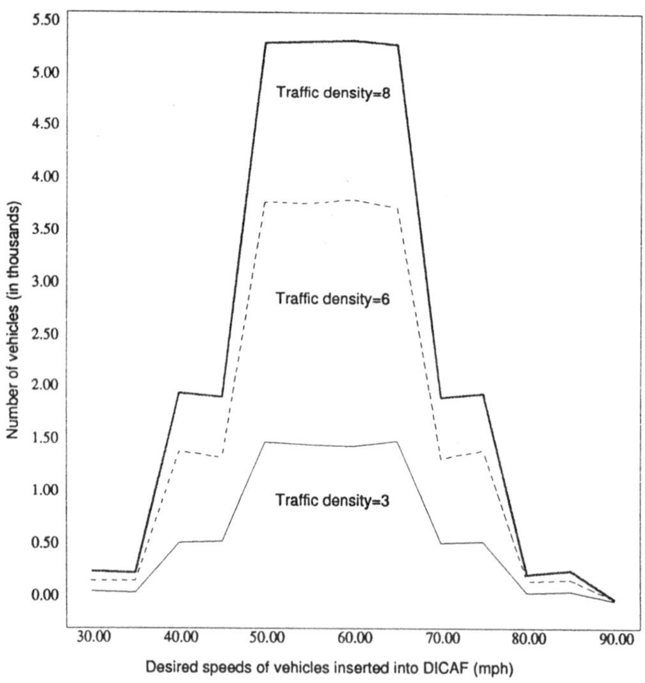

FIGURE 4.10
Normal Distribution of the Desired Speeds of Vehicles for traffic density values of 3, 6, and 8

Figure 4.10 presents the normal distribution of the desired speeds of the vehicles for traffic density values of 3, 6, and 8, for the 9-DTMC highway system. The x-axis represents the speeds of the vehicles, ranging from 30 mph to 90 mph while the y-axis presents the number of vehicles corresponding to the respective desired speeds. Clearly, the bulk of the vehicles desire travel speeds around 55 mph while fewer vehicles desire to travel at the lower and higher speeds.

To contrast the performance of DICAF against the traditional TMC scheme requires the development of a simulator that utilizes centralized scheduling and executes sequentially on a single processor. In this research, a uniprocessor simulator is not developed for two reasons. First, the memory requirement to represent the data structures corresponding to an excess of 30,000 vehicles is prohibitively large. Second, the speed of execution of the simulator is likely to be excruciatingly slow. This chapter proposes to evaluate the absolute performance of DICAF. In this chapter, corresponding to every vehicle, the time to complete the travel is computed as the length of the shortest path from the origin DTMC to the destination DTMC, in miles, divided by the desired speed of the vehicle. This corresponds to the ideal travel time since it may be achieved by the vehicle only in the complete absence of any other vehicle in DICAF competing with it for resources. The ideal travel time for a vehicle is the best that it can achieve, in the absolute sense. When a simulation run is complete, the actual travel time required by each of the vehicles is obtained from the information that the vehicles collect as they progress from their origins to the respective destinations. For a vehicle, the actual travel time is the cumulative sum of the travel times between every DTMC pair in its route during the simulation. The percentage differential travel time for a vehicle is then computed as: ((actual travel time for a vehicle - ideal travel time)/(ideal travel time) $\times$ 100). By definition, the percentage differential travel time for every vehicle must be a positive percentage, i.e., greater than or equal to 0%, and it reflects the travel time that the corresponding vehicle requires in excess of the absolute minimum. Figures 4.11(a) through 4.11(c) plot the percentage differential travel time along the y-axis for every vehicle in DICAF, for density values 3, 6, and 8, respectively. The x-axis represents the unique vehicle identifiers that range from 10,000 to 90,000. The average and standard deviation value pairs for density values 3, 6, and 8 are {1.89%, 6.09%}, {1.85%, 5.71%}, and {2.12%, 6.14%} respectively. The increase in the average of the percentage differential travel times over all vehicles, from 1.89% to 2.12%, corresponding to traffic densities 3 and 8 respectively, reflects the increased competition for highway segments by more vehicles which, as expected, results in greater travel times for all vehicles. Furthermore, with over 30,000 vehicles asserted into DICAF, the average vehicle's travel time is only 2.12% higher than the absolute best. In addition, the worst-case travel time, shown in Figure 4.11(c), is only 85% more than the absolute best or less than twice the ideal travel time.

Clearly, these findings attest to DICAF's strong performance. Thus, despite 30,284 vehicles competing for highway segments, the autonomous, distributed, and dynamic routing of each vehicle in DICAF yields results that are very close to ideal. The graphs are especially revealing for the following reason. In the parallel processing community, while it is generally accepted that the use of distributed algorithms may yield faster results, the issue of the quality of the solution relative to that from the

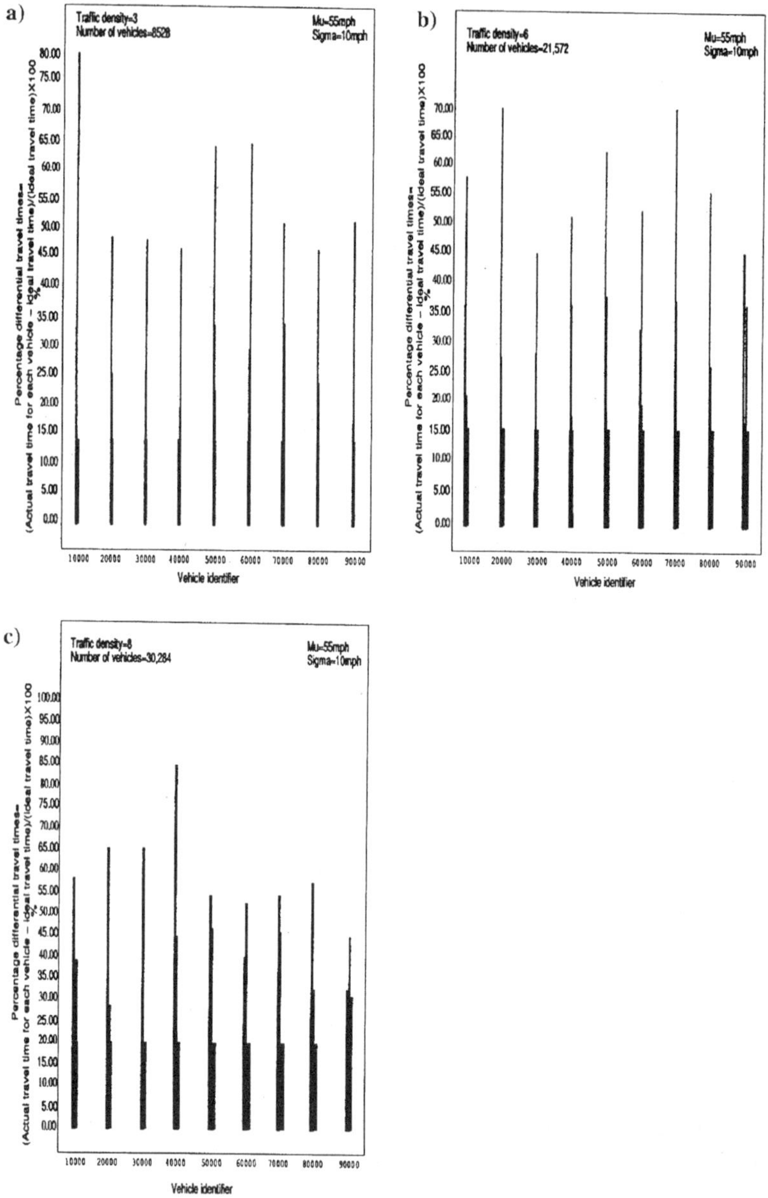

FIGURE 4.11
Percentage differential travel times for all vehicles, i.e., difference of Actual Travel time of each vehicle relative to its ideal travel time as a fraction of the ideal travel time, for (a) density 3, (b) density 6, and (c) density 8

centralized algorithm, is an open one. In distributed algorithms, local entities execute the decision making while allowing access to only a fraction of the system-wide state. While the lack of access to the system-wide state may raise concern, the results of DICAF reveal that the quality of the results is very high. That is, as evident from DICAF under certain circumstances, distributed algorithms may yield very high quality solutions while also generating them quickly. The authors have developed [73] a new mathematical framework to extract distributed algorithms from centralized descriptions of problems.

In the DICAF simulation, vehicles are uniformly asserted at the DTMCs throughout the entire simulation run, i.e., up to 960 simulation seconds. The simulation is permitted to continue execution up to 1100 seconds when it is observed that all vehicles arrive at their respective destinations.

Figures 4.12(a) through 4.12(c) present the variation of the C.M. value for a selected highway segment, 7, under the traffic density values 3, 6, and 8, respectively. The variation of the C.M. value is continuous and consistent with the definition in Equation (4.1). The reason for the choice of segment 7 is that it is located at the center of the highway system and many vehicles traveling diagonally are likely to include it in their itinerary. The initial, default C.M. value is 100 mph while, following the completion of travel of all vehicles, i.e., at 1100 simulation seconds, the C.M. value increases to 100 mph. As expected, the average C.M. value is higher for low traffic density and lower when the total number of vehicles is high.

Figures 4.13(a) through 4.13(c) present the average C.M. values for all highway segments computed over the entire simulation run for each of the three traffic density values. It is noted that the average C.M. values for the highway segments are close to one another, ranging from 54 mph to 57 mph, implying that all resources are equitably utilized in DICAF.

Figures 4.14(a) through 4.14(c) present the highway resource utilization through a plot of the average number of vehicles over the entire simulation run for each of the highway segments, for the three traffic density values. Although all highway segments are utilized reasonably, which reflects DICAF's success in utilizing all highway resources, the average number of vehicles is higher on some segments than on others principally due to the stochastic speeds and destinations of the vehicles. The average number of vehicles for every segment is higher in Figure 4.14(c) than in Figure 4.14(b) which, in turn, is greater than in Figure 4.14(a). This is expected since higher traffic density value implies a greater number of vehicles that must utilize the highway segments to achieve their travels. For density 3, the maximum of the average number of vehicles over all segments is 16, while for density 6 and 8, the corresponding figures are 83 and 130 respectively. The average number of vehicles for any segment is obtained by sampling the vehicle queue length associated with the segment of every simulation second. To relate these figures to the maximum capacity of the highway segments, consider the following. A highway segment may support a maximum of 2000 vehicles on it, all of which must be traveling at the same speed anywhere from 0 mph to 90 mph. The shortest time for which this statement may be true, may be obtained as 10 miles $\div$ 90 mph = 399.9 actual highway seconds,

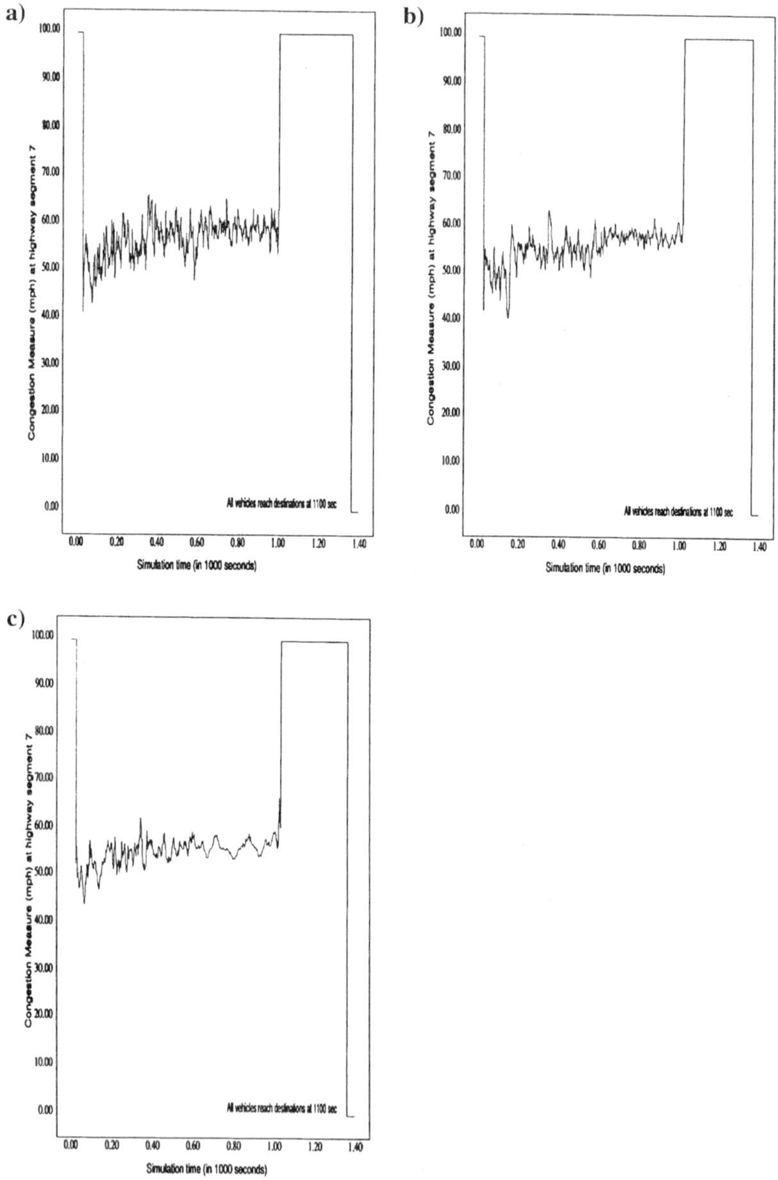

FIGURE 4.12
Distribution of C.M. for highway segment 7 as a function of the simulation time, (a) density 3, (b) density 6, (c) density 8

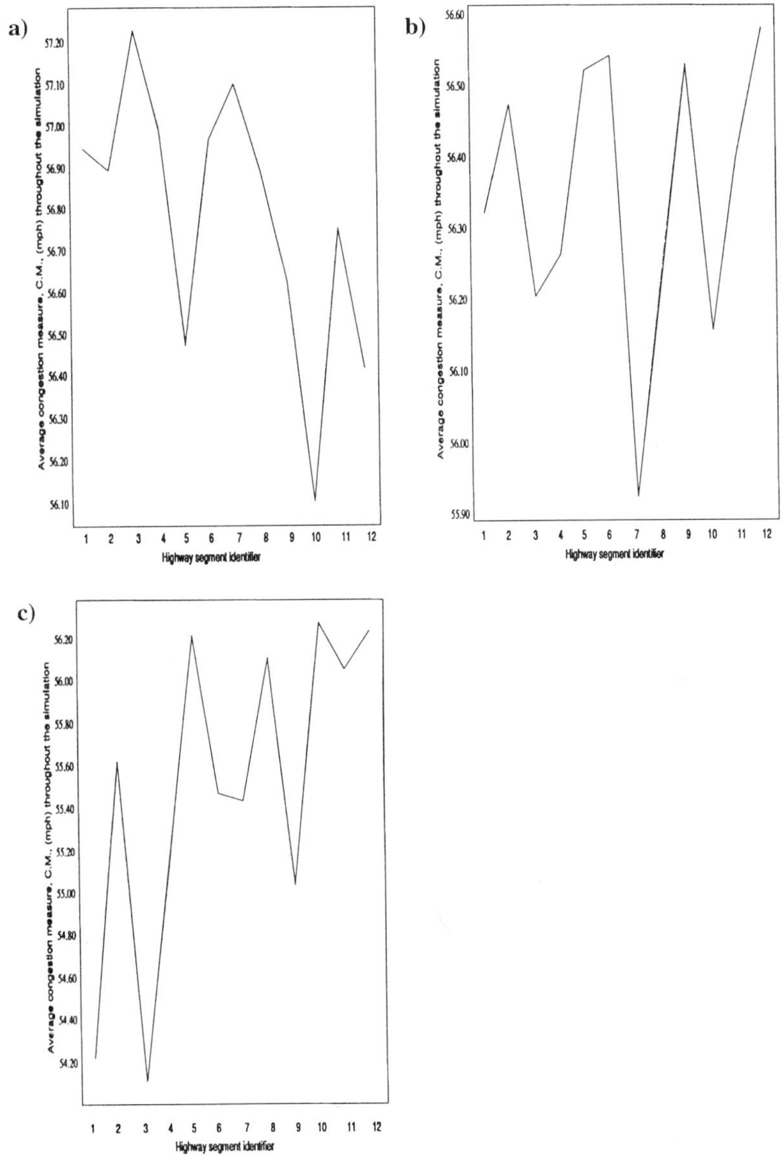

FIGURE 4.13
Average C.M. value for all highway segments of DICAF, for (a) density 3, (b) density 6, (c) density 8

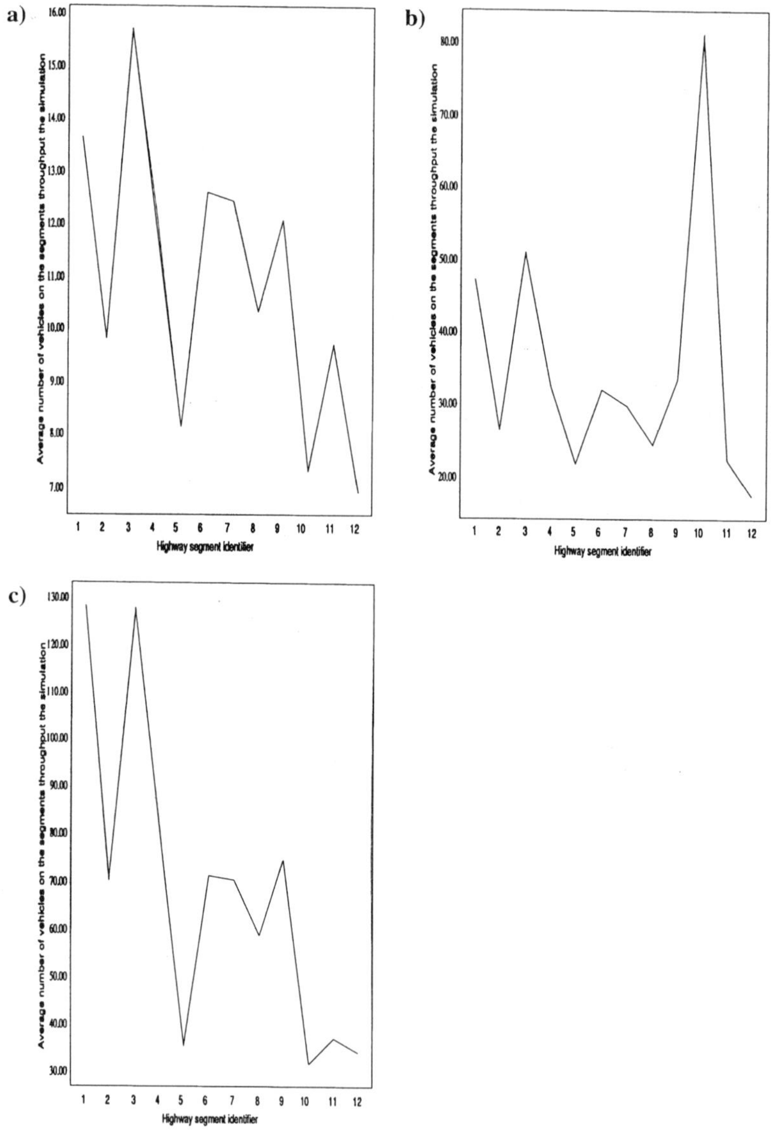

FIGURE 4.14
Average number of vehicles on the highway segments computed over the entire simulation run, for (a) density 3, (b) density 6, (c) density 8

assuming an average speed of 90 mph. This, in turn, corresponds to 4.4 simulation seconds. Therefore, corresponding to 1 simulation second, the maximum number of vehicles on a highway segment is $2000 \div 4.4 = 454$. Thus, the maximum of the average number of vehicles on any segment under DICAF, namely 130, corresponds to approximately 28% of the absolute maximum. Thus, for a given number of vehicles, unlike the traditional approach where only a few segments are extremely congested, traffic is equitably distributed among all highway segments in DICAF.

To understand the influence of the assertion time of the vehicles on their travel times, Figures 4.15(a) through 4.15(c) present the tuples [(Difference of Actual Travel time of a vehicle relative to its ideal travel time as a fraction of its ideal travel time), time of assertion of the vehicle into DICAF] for all vehicles. Figures 4.15(a) through 4.15(c) correspond to traffic density values of 3, 6, and 8 respectively. The increased darkening of the graphs in Figures 4.15(a) through 4.15(c) reflects the increased number of vehicles. Except for a dark band between 600 seconds and 960 seconds in Figure 4.15(c), the outlines of the three graphs are similar. This implies that, except at the beginning of simulation, vehicle travel times remain unchanged regardless of where, in the simulation time line, they are introduced into DICAF. The dark band between 600 seconds and 960 seconds in Figure 4.15(c) is not significant. It merely reflects the introduction of an appreciable number of vehicles into DICAF within the simulation time interval – {600 sec, 960 sec}, and that for these vehicles, the percentage differential travel times range from 0 to 10%. However, the negative slopes of the outlines of the three graphs, or stated differently, the absence of data points in the upper right hand corner of the graphs, is significant. It implies that, despite a realistic and high traffic density, DICAF successfully achieves efficient routing for all vehicles. Given the observation that in every simulation, all vehicles reach their respective destinations correctly, the graphs in Figures 4.15(a) through 4.15(c) also imply that the given highway system is stable through the highest traffic density of 8, i.e., it can accommodate at least 30,284 vehicles.

In the graphs, vehicles asserted into DICAF early in the day appear to take longer travel times relative to those that are asserted at all other times during the simulation. This is counter-intuitive as one would normally expect very little to no vehicle build up, due to congestion, early in the day. The reasoning is obtained from examining the speed distribution of the vehicles asserted into DICAF as a function of the simulation time which is shown in Figure 4.16.

Figure 4.16 reveals that the speeds of the vehicles, asserted into DICAF, range from 30 mph to 90 mph from simulation time 0 to 100 seconds. From 100 to 550 seconds, the speed range narrows to a band – {40 mph, 80 mph}, which is followed by an even narrow band – {50 mph, 70 mph} up to 960 seconds. Given the goal that the vehicle speeds must follow a normal distribution, as shown in Figure 4.10, the traffic generator program first creates "speed buckets" with speed ranges extending from {30 mph, 35 mph} to {85 mph, 90 mph} and then allocates the appropriate number of vehicles for each bucket and for each of the three traffic density values. Next, vehicles with stochastic destinations and speeds are generated, and they are assigned to the appropriate buckets to meet the appropriate allocation, starting at simulation time

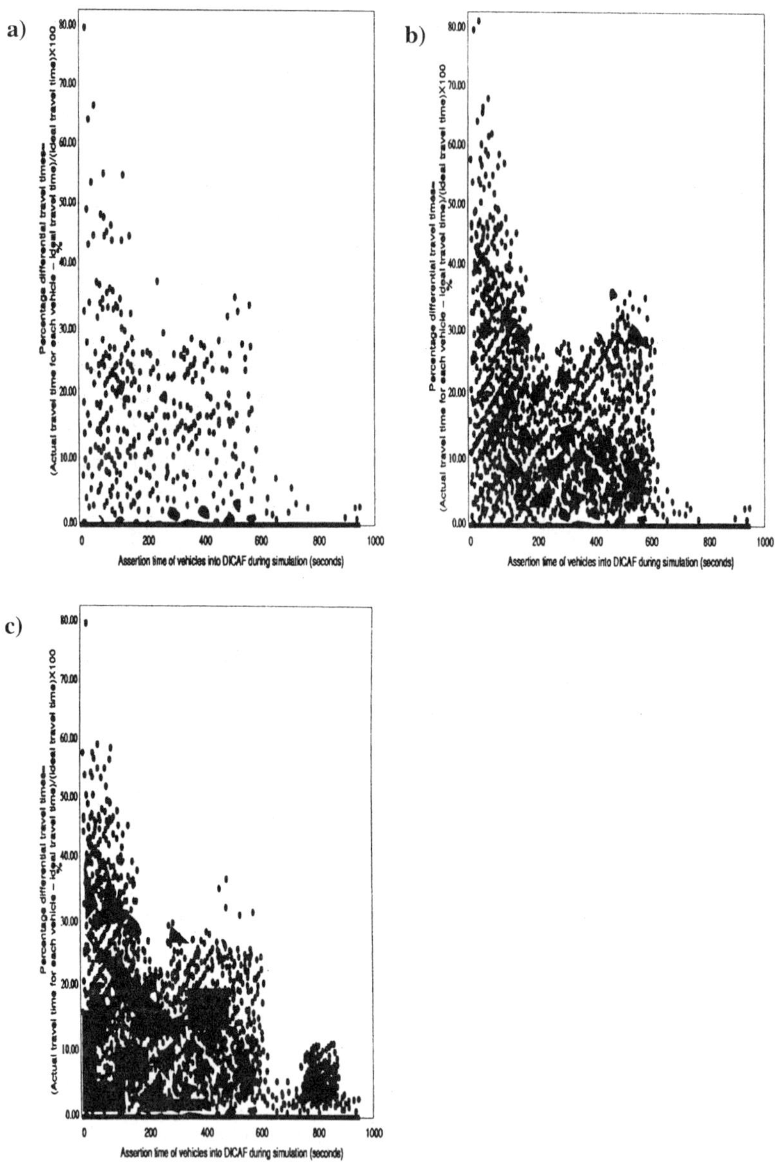

FIGURE 4.15
Percentage differential travel times for all vehicles, i.e., difference of Actual Travel time of each vehicle relative to its ideal travel time as a fraction of its ideal travel time, as a function of the assertion time of the vehicle, (a) density 3, (b) density 6, (c) density 8

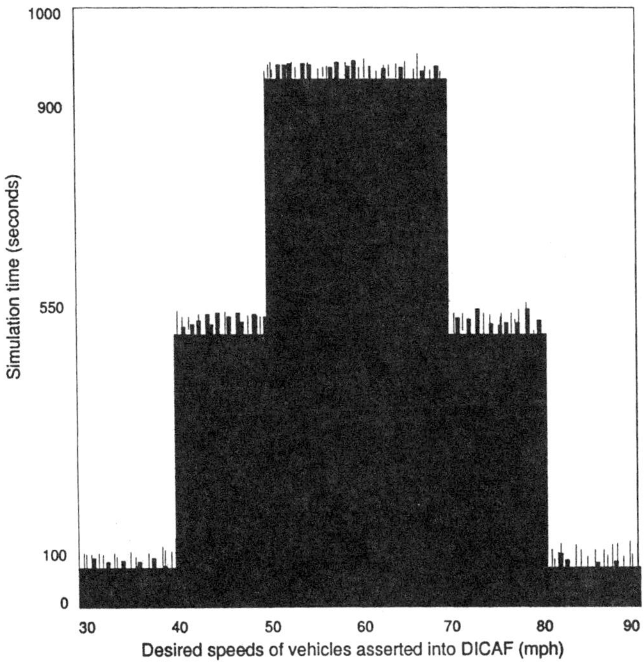

FIGURE 4.16
Desired speeds of vehicles asserted into DICAF for traffic density 8 as a function of the simulation time

0 seconds. As expected, the buckets with the extreme ranges – {30 mph, 35 mph} and {85 mph, 90 mph}, get filled first, i.e., at lower values of simulation time. Thereafter, the buckets with the subsequent extreme speed bands – {40 mph, 45 mph}, {45 mph, 50 mph}, {70 mph, 75 mph}, and {75 mph, 80 mph} are filled at simulation times ranging from 100 to 550 seconds. By this time, all buckets except those in the range {50 mph, 70 mph}, have been filled. So, from 550 to 960 simulation seconds, the vehicles asserted into DICAF bear speeds within a narrow band.

Logically, the slower speed vehicles are very likely to lower the C.M. values of the segments. Therefore, in addition to the expected longer travel times of the slow vehicles, those with higher desired speeds will also require longer travel times. As simulation progresses, the average of the desired speeds of the vehicles is observed to increase, resulting in faster travel and shorter travel times.

In addition, a comparison of the graphs in Figures 4.17 and 4.10 reveals that while the actual speed distribution of vehicles resemble the initial desired normal distribution, the distribution in Figure 4.17 is somewhat flattened due to congestion.

Figure 4.17 plots the actual average speeds of every vehicle obtained through dividing the total distance traveled by each vehicle by its respective travel time. It may be observed that, throughout the simulation, vehicles travel at average speeds ranging from 30 mph to 80 mph although the number of vehicles beyond 75 mph

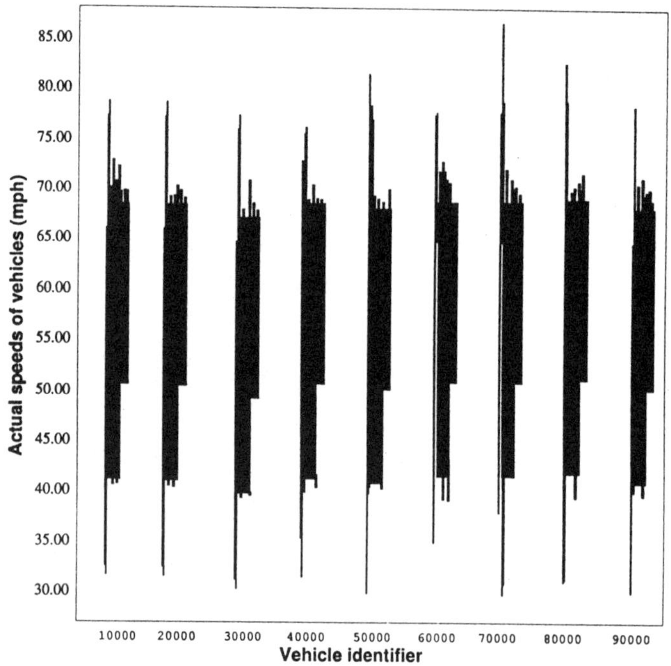

FIGURE 4.17
Actual average speeds of vehicles in DICAF for traffic density 8

is minimal. The average speeds are crowded around 60 mph implying that, despite competition for resources from over 30,000 vehicles, most of the vehicles are able to determine their routes efficiently in DICAF, thereby realizing shorter travel times.

The contrast between the percentage differential travel times for vehicles introduced into DICAF at the beginning of simulation versus those that are asserted later in the simulation, as observed in Figure 4.15, appears to indicate that narrow speed bands may bear significant impact on routing efficiency and faster travel times for all vehicles. To examine this hypothesis, simulations are designed to execute for two input traffic patterns – {μ=65 mph, σ=10 mph} and {μ=65 mph, σ=5 mph}. The traffic density selected is 8. Figures 4.18(a) and 4.18(b) present the difference of actual travel time of each vehicle relative to its ideal travel time as a fraction of the ideal travel time, for all vehicles. Figures 4.18(a) and 4.18(b) correspond to the traffic generator parameters – {μ=65 mph, σ=10 mph}. Corresponding to Figure 4.18(a), the number of vehicles is 30,284 and the average and standard deviation values are 1.11% and 4.13%. For Figure 4.18(b), the number of vehicles is 30,302 and the average and standard deviation values are 0.03% and 0.45%.

A comparison with the corresponding figures for Figure 4.11(c) reveals that travel efficiency, i.e., shorter travel times for all vehicles, may be achieved with relative ease through mandating and enforcing a narrow speed band, defined by minimum and maximum permitted speed values, unlike the current policy of a single, 55 mph

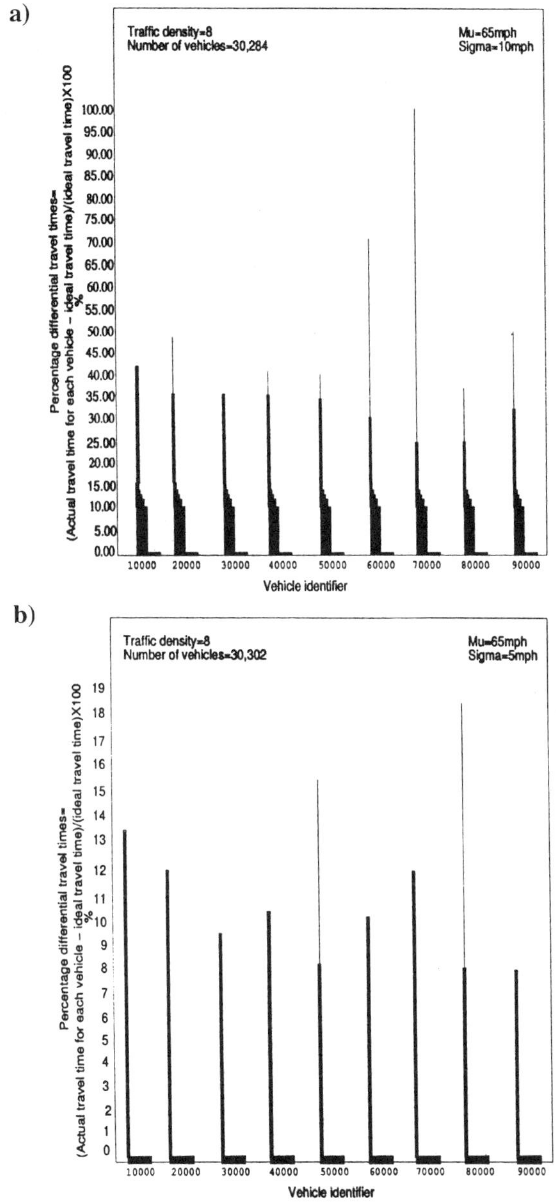

FIGURE 4.18
Percentage differential travel times for all vehicles, i.e., difference of Actual Travel time of each vehicle relative to its ideal travel time as a fraction of the ideal travel time, for (a) {μ=65 mph, σ=10 mph}, (b) {μ=65 mph, σ=5 mph}

maximum speed limit. Conceivably, in the current highway system, a key cause of speed fluctuation of vehicles arises from the lack of information on the highway conditions, such as exit location and speeds, all of which may be successfully resolved by DICAF.

A principal objective of DICAF is to equitably distribute the overall communications task to all entities. Figure 4.19(a) presents the distribution of the number of vehicles connecting to DTMC 5 as a function of the simulation time. As explained earlier, the reason for the choice of DTMC 5 is that it is located at the center of the highway system, and it is likely to be in the itinerary of many vehicles; as a result, the communications related data reflects the worst-case scenario. The graph in Figure 4.19(a) also reflects the fact that the number of vehicles on any highway segment and the consequent C.M. of the segment are highly dynamic function of time. Figure 4.19(b) plots the maximum number of vehicles connecting to all of the DTMCs. The data presented in both Figures 4.19(a) and 4.19(b) are obtained from sampling the appropriate queues every simulation second. When a vehicle connects to a DTMC, it downloads the C.M. values of the appropriate segments and the average information is 96 bytes. Thus, corresponding to the maximum number of vehicles of 68 for DTMC 5, the maximum DTMC-vehicle communications rate is given by 68 $\times$ 96 bytes/simulation-second = 6,528/1.5 bytes/minute = 4,352 bytes/minute. This communications rate is easily realizable through affordable, commercial wireless modems rated at 9,600 or 19,200 baud.

Figure 4.20(a) presents the distribution of the number of flooding messages, both sent and received, at DTMC 5, as a function of the simulation time. The reasoning underlying the choice of DTMC 5 is provided earlier in this chapter. For every DTMC, the maximum number of inter-DTMC flooding messages, both sent and received, is recorded and the data is graphed in Figure 4.20(b). It is observed that for every DTMC, the maximum number of inter-DTMC flooding messages coincides with the beginning of simulation. The reason is as follows. As soon as vehicles are introduced on the highway segments, all of the DTMCs compute new C.M. values for the segments they control. The new C.M. values are likely to differ substantially from the default value of 100 mph, thereby requiring them to be propagated immediately to all other DTMCs. As simulation progresses, changes in the C.M. values of the segments are incremental and the frequency of flooding messages decreases. The graph in Figure 4.20(b) is obtained for traffic density 8, i.e., 30,284 vehicles and is the result of sampling the message queue of each DTMC every simulation second. Every flooding message consists of four fields and requires 16 bytes. In Figure 4.20(b), the minimum and maximum number of flooding messages are 55 and 122 respectively. The corresponding data communications rate are 55 $\times$ 16 bytes/simulation second = 55 $\times$ 16 $\div$ 1.5 bytes/min = 586 bytes/min and 122 $\times$ 16 bytes/simulation second = 122 $\times$ 16 $\div$ 1.5 bytes/min = 1,301 bytes/min which is also easily realizable through commercial wireless modems rated at 9,600 or 19,200 baud. Given that the resolution of the simulation is 1 simulation second or 1.5 minutes of real operation, the resolution of the data presented here is also limited to 1.5 minutes.

Thus, as evident from Figures 4.19 and 4.20, one the principal objectives of DICAF

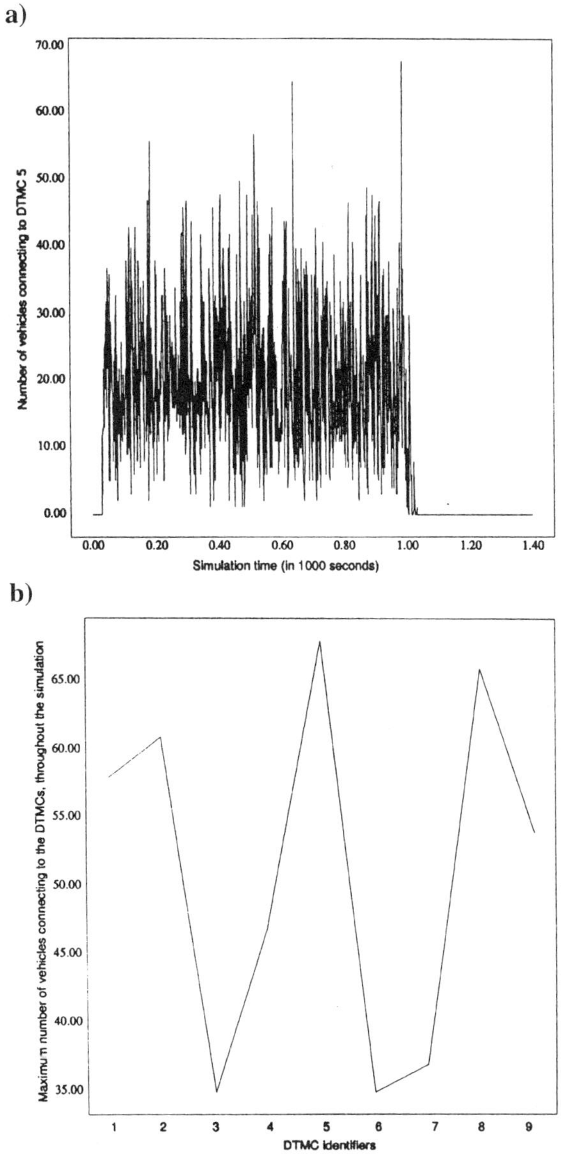

FIGURE 4.19
(a) Number of vehicles connecting to DTMC 5, as a function of simulation time,
(b) Maximum number of vehicles connecting to the DTMCs

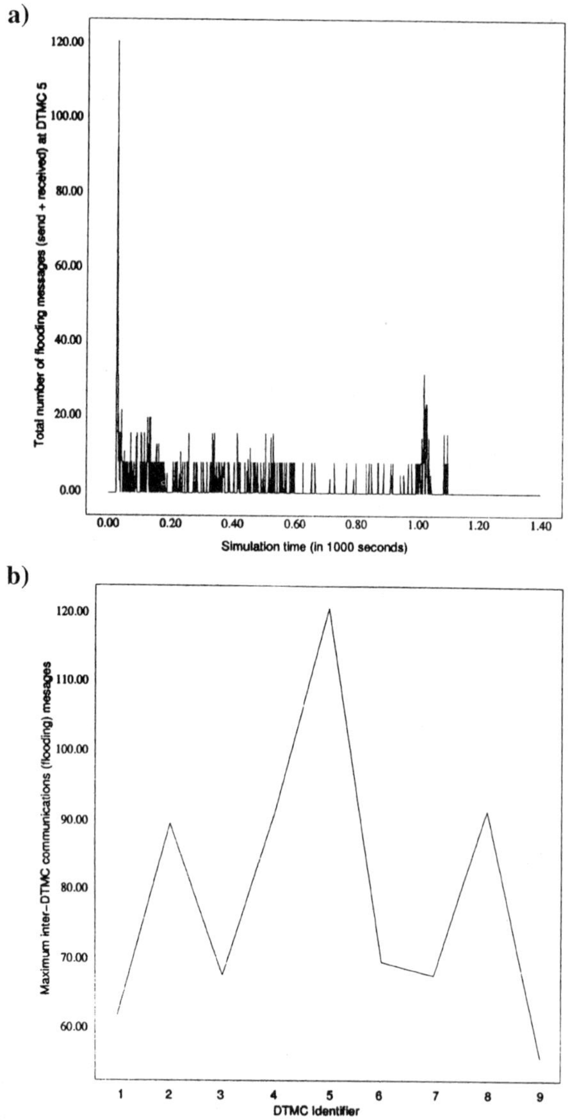

FIGURE 4.20
(a) Number of inter-DTMC flooding messages at DTMC 5, as a function of simulation time, (b) Maximum inter-DTMC communication messages (send + receive) for every DTMC

is achieved: an affordable and cost-effective highway infrastructure. In contrast, a centralized algorithm would theoretically require a much higher communications rate implying expensive interfaces.

Figures 4.21(a) and 4.21(b) present results from modeling and simulating a large-scale, complex, highway system shown in Figure 4.9. The purpose of this study is to examine the applicability of the asynchronous, distributed algorithm, DICAF, to a large-scale system with 50 DTMCs and 45,296 autonomous vehicles, executing on 51 concurrently executing workstations. The graphs in Figures 4.21(a) and 4.21(b) correspond to traffic density 3, represent 24 hours of actual highway operation, and traffic generator parameters of μ = 65 mph and σ = 5 mph. Figure 4.21(a) yields the average and standard deviation values of 0.038% and 0.577% respectively which reveal that despite competition for resources among 45,296 vehicles, the average vehicle's travel time exceeds the absolute minimum by only 0.038%. Figure 4.21(b) reveals that, except for those that are asserted at the beginning of the simulation, all vehicles asserted into DICAF reach their destinations and their travel times are uniform regardless of the time at which the vehicles are asserted. Other performance graphs reveal the same general behavior as those observed for the 9-DTMC system and are not presented here.

Limitations of DICAF

The issues of accidents, incidents, and the consequent congestion are not modeled in this chapter. Thus, the only source of congestion in this study arises from the stochastic speeds and destinations of the traffic that are generated and asserted into DICAF. In general, it is likely that the C.M. values for the up and down lanes for any highway segment will differ. However, DICAF assumes that the up and down lanes share a single C.M. This assumption is justified because the stochastic destinations of vehicles in DICAF will probably imply similar number of vehicles and C.M. values for both up and down lanes. This chapter is interested in uncovering general insights about the performance of DICAF under representative highway conditions and not in accurately modeling realistic traffic in specific federal and state highways. Therefore, the traffic distribution is assumed to be independent of the time of day, day of year, etc. As described earlier in this chapter, while every DTMCs is modeled through a workstation, each of the thousands of vehicles is modeled as a process. Processes migrate from one DTMC to a subsequent DTMC and are executed by the workstation underlying the DTMC in whose jurisdiction the corresponding vehicle is currently located. The principal reason for choosing this approach is the lack of availability of a testbed with 45,000 interconnected workstations. While this model differs from reality, it has its advantages and disadvantages. On the negative side, it does not explicitly model the procedures related to connection establishment between the DTMCs and the vehicles. Also, the exchange of data between DTMCs and vehicles in an operational system will involve actual messages that are slow relative to the exchange of local data structures in the simulation. On the positive side, the performance data presented in the chapter is conservative in that the 50 workstations

a)

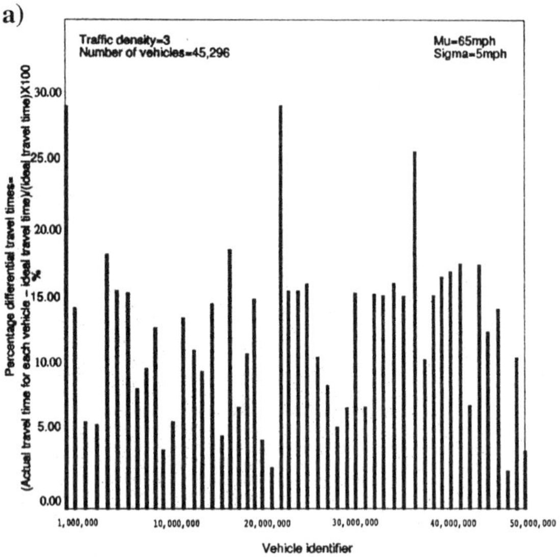

b)

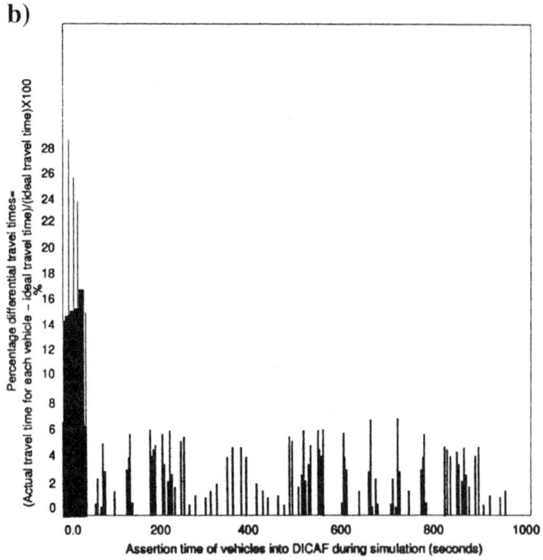

FIGURE 4.21
Modeling and simulation of the 50-DTMC highway system in DICAF, (a) Difference of Actual Travel time of each vehicle relative to its ideal travel time as a fraction of the ideal travel time, for all vehicles, (b) Difference of Actual Travel time of a vehicle relative to its ideal travel time as a fraction of its ideal travel time, as a function of the assertion time of the vehicle

bear the computational burden of every one of over 45,000 vehicles. The performance data of an actual operational system, developed based on DICAF, where each vehicle's computing engine executes its own routing functions, is very likely to be vastly superior to that predicted by the simulation reported in this chapter.

Chapter 5

Stability of RYNSORD Under Perturbations

5.1 Introduction

According to the literature, the most comprehensive treatment of stability occurs in the disciplines of physics and control systems. The motivation for defining stability is well stated by Stewart in the foreword of the 1992 translation of A.M. Lyapunov's *The General Problem of the Stability of Motion* [74]. Stewart notes that Lyapunov recognized that there are many distinct concepts of stability - different ways to formalize the idea that "small disturbances lead to small changes in the motion." This general concept has applied to a wide range of disciplines from engineering to political science. In each case, however, the definition has been adapted to the area to which it is being applied. This chapter will take the same liberties but will remain motivated by the concept of "small disturbances lead to small changes in the motion."

Chen [75] describes three types of stability in control theory: (i) Bounded-Input Bounded-Output, (ii) Marginal Stability and (iii) Asymptotic Stability, that are presented subsequently. For each of these types, control theory allows their definitions to be expressed through differential equations, state-space, and transfer function models.

Bounded-Input Bounded-Output Stability

Bounded-Input Bounded-Output (BIBO) stability is defined as one where for every bounded input the output is also bounded. A bounded function is one whose magnitude is less than some constant for all time. The application of this definition to RYNSORD [76] [77] is straightforward in that the input may be represented by the number of trains asserted into the system, at either a single station or any set of stations, at every time instance. The output consists of the time at which each train corresponding to each input leaves the system, i.e., reaches its destination, which may also be viewed as a function of time. Thus, for RYNSORD to be BIBO stable, for any given bounded input function, the output function must also be bounded. This will only be true if every train asserted into the system reaches its destination in bounded amount of time – an important property of RYNSORD which will be used subsequently in determining a steady-state input rate for the system. However, it will also be shown later that, for RYNSORD, one may always chose an input rate which will result in an unbounded output. In general, however, the choice of BIBO-based stability is inappropriate since not all ADDM systems will necessarily lend themselves to a clear input-output relationship. Nevertheless, BIBO is an important property of RYNSORD and will be explored in greater details during steady-state analysis.

Marginal Stability

Marginal stability is generally referred to as Lyapunov's definition of stability and Fuller [74] notes that this stemmed from his interest in astronomical problems. For many problems, a perturbation may not be fully dissipated but rather persists, within some bounds, for all time. For example, a particle in a circular trajectory around a point continually oscillates around it and is, therefore, marginally stable. This definition of stability is analogous to the definition of marginal stability adopted for RYNSORD.

Asymptotic Stability

In contrast to marginal stability, asymptotic stability is one where the perturbation is eventually dissipated. Letov [78], in explaining Lyapunov's Second Theorem, notes that, under asymptotic stability, the disturbed motion converges to an undisturbed state as time progresses to infinity. Control systems engineers find this definition most appealing and it constitutes the basis of the definition of *strong stability* in this chapter.

Casavant [79], regrets that it is difficult to apply control theory directly to distributed systems in that the mathematical methods generally used are difficult to apply to distributed systems. This stems from the complex interactions within a distributed system which defies attempts to describe their generally nonlinear behavior through a set of differential equations or transfer function unless significant simplifications are assumed. In contrast, this chapter adopts the approach that control theory is a valuable step in analyzing the properties of ADDM systems such as RYNSORD, even if the accuracy of the evaluation depends on the impact of the simplifications. Many of the basic concepts of control theory apply even where the rigorous mathematical foundations fail to apply.

In the discipline of distributed systems, the issue of stability is discussed relative to the properties of self-stabilization, correctness, i.e., absence of deadlock, robustness, fault-tolerance, and quality of service.

Self-Stabilization

The study of self-stabilization in distributed systems was introduced by Dijkstra in 1973. He writes: "I call a system 'self-stabilizing' when, regardless of its initial state, it is guaranteed to arrive at a legitimate state in a finite number of steps" [80]. Thus, self-stabilization implies that the system is robust enough to recover from an illegal state. The definition of legitimate state is defined by Dijkstra [81] in terms of *privileges* which are predicates based on a process' own state and that of its immediate neighbors. However, there is a difficulty in finding realistic systems which conform to this definition of legitimate states and privileges. An additional problem is that this definition is based on the identification of specific states and the identification of which global states are legitimate and which are not. This is a very difficult problem as the set of possible states can be enormous for a large and complex system.

A more general definition, without the specific definition of privileges, is given by Awerbuch et al. [82]. They write: "Self-stabilization formalizes the following intuitive goal: *despite a history of catastrophic failures, once catastrophic failures stop, the system should stabilize to correct behavior without manual intervention.*" A catastrophic fault is defined as where the global state has been arbitrarily corrupted. This definition is a much more practical one yet goes well beyond Dijkstra's definition. They only become the same if we define "correct behavior" to be a legitimate state. The definition proposed in this chapter espouses this intuitive goal but is not limited to corruptions in state. Awerbuch's work focuses on noninteractive systems and approaches self-stabilization through periodically checking correctness and performing a re-execution whenever a fault has been found. In contrast, the RYNSORD system is one that continuously interacts with the environment and it may not be stopped and re-executed due to practical considerations.

Stable Properties

Related to this model of a distributed system is the definition of *stable properties* by Chandy and Lamport [83]. They note that if y is a predicate and is a stable property of a distributed system D, then in a computation of D, once y is true, it remains true for the remainder of the computation. Other researchers including Venkatesan and Garg [84] [85] use stable "predicate" rather than property. However this definition of stable properties is very different in that it deals with properties defined as predicates of the system while the definition proposed here deals with stability in a system-wide perspective. For instance, Chandy and Lamport [83] consider deadlock as a stable property. In contrast, in this chapter, if a system were to deadlock, it would result in the system being unstable. This apparent contradiction reflects the view that system stability is based on bounding the error in a system and that a deadlocked system is a case of infinite error. The assumption here is that the system is not designed to deadlock, as is the case with RYNSORD and most practical systems, so this is a characteristic of an unstable system.

Robustness

Robustness is the ability to maintain correct behavior despite changes in the system. Schreiber [86] makes the distinction between robustness and fail-soft behavior by the type of errors; robustness are errors in the inputs and fail-soft behavior are faults in the system. Stankovic [87] offers a different definition, stating that "in the computer science literature, robustness normally refers to the ability of a system to handle failures." The disagreement lies in the scope of the definition. Schreiber's definition is limited only to errors in the input while Stankovic describes it in terms of "failures." Meyer [88] identifies four properties for distributed real-time systems: 1) Concurrency, 2) Timeliness, 3) Fault tolerance, and 4) Degradable performance in the presence of faults. In control theory, a robust system is one that performs correctly despite perturbations in its state. This chapter is concerned with the performance impact of both failures as well as changes in input patterns. Perturbations do not necessarily imply a failure but represent any changes in the normal operating environment, and therefore, the definition proposed here encompasses robustness, fail-soft behavior, and degradable performance.

Fault-Tolerance

Fault-tolerance is concerned with making the system resilient against failures in the system which is fundamentally different from the concerns of this chapter. The concern of stability is the performance after the fault, not how to recover from the fault.

Quality of Service

In [89] Garg et al. have defined stability for distributed applications. They have also adopted a performance perspective for stability and have chosen to use the Quality of Service (QoS) provided to the user as their performance index. They define a stable distributed application as one where the QoS is bounded for all time, including during the perturbation. The definition is limited in that, first QoS attributes do not relate to RYNSORD and other systems and second, the error during a perturbation may be unbounded.

5.2 Formal Definition of Stability of RYNSORD

This section formally introduces the concept of stability for RYNSORD and a few definitions are presented. The goal of this chapter is to define stability of RYNSORD in terms of a performance criteria so as to provide performance guarantees for the system in a dynamically changing environment. Ferrari [90] defines performance as an indication of how well a system that is already assumed to be correct, works.

A critical concept for RYNSORD is a need for a quantitative error measurement which is referred to as a user defined, measurable quantity. The three requirements for the error criteria are as follows: first, it is a quantifiable value. Second, conceptually, it represents the deviation of the system from some ideal, so the ideal must also be quantifiable. Third, the user desires to minimize the error quantity.

DEFINITION 5.1 **Error quantity**: *A quantitative measurement of the system performance which is expressed as* $error = |ideal - actual|$. *Both* $ideal$ *and* $actual$ *must be measurable or computable.*

The equilibrium or *steady-state* for a distributed system is defined simply as the operational environment, i.e., set of inputs and system resources, under which the system operates when the error is bounded by some finite constant for all time. The exact magnitude of this bound is unspecified except that it must be less than some constant which is less than infinity.

DEFINITION 5.2 **Steady-state**: *If a system exists in a steady-state, then the error of the system, e, is defined by* $e < K < \infty$ *for all time where* K *is an arbitrary* $constant$.

The primary focus of defining stability is in what happens to the system in a steady state following changes in the environment. These are perturbations that are inevitable in a real-world environment. The changes are classified into two categories: system level perturbations and input perturbations. System level perturbations are generally those that are considered as faults or failures. These include all forms of hardware failures as well as the arbitrary corruption of local states. Input perturbations are changes in the manner, or rate, of the input into the RYNSORD system. A perturbation is described in terms of the *assumption* it has violated. An assumption is described as a characteristic of the steady-state operating environment. Although multiple perturbations may conceivably infect the system simultaneously, this chapter limits a perturbation to a single change in the environment.

DEFINITION 5.3 **Perturbation**: *A perturbation is a violation of an assumption which is specified by the nature of the violation, the magnitude when applicable, and two time values:* t_{pert} *is the time at which the perturbation occurs and* t_{pert_end} *signifying the end of the changes to the system. Also* $t_{pert\_dur} = t_{pert\_end} - t_{pert}$, *is defined as the perturbation duration.*

DEFINITION 5.4 **Stability**: *If a system is in a steady state and a perturbation occurs, it will return to a steady state as* $t \to \infty$. *Let* K_1 *be the bounds on the original steady state and* K_2 *be the bound on the final steady state. If* $K_2 \leq K_1$ *the system is strong stable, otherwise it is marginally stable.*

The distinction between strong and marginal stability is an important one. Given a strongly stable system, its steady-state, and a perturbation, following repeated applications of the perturbation, the system will eventually return to a steady state that is either better or equal, in terms of the error bound, to its original steady state. In contrast, following a perturbation, a marginally stable system may result in a steady state with a worse error bound. Furthermore, repeated applications of the perturbation may exhibit a growing error bound. In the worst case, a periodic perturbation may either capitulate the system into instability or the error may oscillate between consecutive perturbations.

This chapter defines two related classes of stability distinguished by the perturbations to which they correspond: input stability and system-level stability.

DEFINITION 5.5 **Input Stability**: *Stability related to input perturbations, i.e., input rate, distribution, or magnitude.*

DEFINITION 5.6 **System-level Stability**: *Stability related to system level perturbations. The definition is inclusive of anything other than input perturbations; examples are component failures, i.e., links and nodes, and component degradation, i.e., dropped messages.*

5.3 Modeling RYNSORD for Stability Analysis

To perform the stability analysis, RYNSORD is first modeled as a distributed discrete event simulation. This resembles a real implementation with one exception. To facilitate the simulation of a realistic system, i.e., with a reasonable number of trains, while every station node is represented by a workstation, the trains are modeled as tasks and executed by the workstations underlying the stations. When a train is located at a host station, its computations are performed by the underlying workstation and its communications with other stations are carried out also through this station. When a train travels from the current station (for example A) to another station (for example B), the corresponding train-task in the underlying workstation for A is encapsulated through a message, propagated to B, and re-manifested as a train-task in the underlying workstation at B. Thus, trains move in the simulation at electronic speeds instead of their physical speeds and a train's computation and communication subtasks are executed on the host station's underlying workstation.

While trains can propagate at speeds up to approximately 120 miles/hour (192 km/h), the underlying, fast, computing engines of the testbed enable the simulation to execute many times faster than reality. The basic unit of time in the simulation is the timestep and it defines the finest resolution of train movements. For the reasons underlying the choice of the timestep, the reader is referred to [76] [77]. RYNSORD permits trains to be introduced into the system asynchronously, i.e., at irregular intervals of time. In addition, the trains themselves are autonomous and, therefore, their decisions are executed asynchronous with respect to each other.

5.3.1 Implementation Issues

For this study, a subset of the eastern United States railroad network is selected, as described in Chapter 3. A few additional tracks are added to represent a few secondary railroad segments. Figure 5.1 presents the representative railway network that consists of 50 major stations, 84 track segments, and a total length of 14,469 miles of track. A model of the network in Figure 5.1 is developed in RYNSORD with each station as a process. Additionally, the lookahead for all of the experiments is set to three.

5.4 Stability Analysis of RYNSORD

5.4.1 Error Criteria for Stability Analysis

The key performance measures in RYNSORD are the travel times required by the trains to reach their destinations and the average number of trains waiting at each station. Since stability is measured through performance behavior, this chapter proposes two error criteria, I and II, that are designed to capture the deviation of the performance measures from standard, benchmark values. This chapter proposes a novel benchmark: ideal performance measures. The ideal travel time for each train is the time required for the train to travel the shortest path from origin to destination in the total absence of any competing trains. The ideal number of trains waiting at any time instance at any station is zero. While these ideal values may be achieved in the total absence of any competing trains and are impractical, they are absolute minimum values and ideally suited as benchmarks. The error criteria I is expressed as,

$$error = |\text{actual travel time} - \text{ideal travel time}|,$$

where the actual travel time of a train is computed as the time elapsed between the time the train is asserted into the system, in the presence of other competing trains, and the time the train reaches its destination. The error criteria II is expressed as,

$$error = |\text{actual number of trains waiting at a station} - 0|.$$

Although both error criteria aim to achieve the best overall performance, they may be at odds under certain scenarios. To minimize the travel times of trains, the first error criterion may encourage a train to wait at a specific station along an optimal route until a track becomes available for travel. In contrast, the second error criterion may encourage the train to keep moving through selecting longer and slower routes while the optimal routes are occupied. Although RYNSORD selects routes based on minimizing travel time and does not directly consider the time spent waiting at the stations, both error criteria exhibit similar stability properties, reflecting the fact that the average waiting queue size and travel time for each train are related.

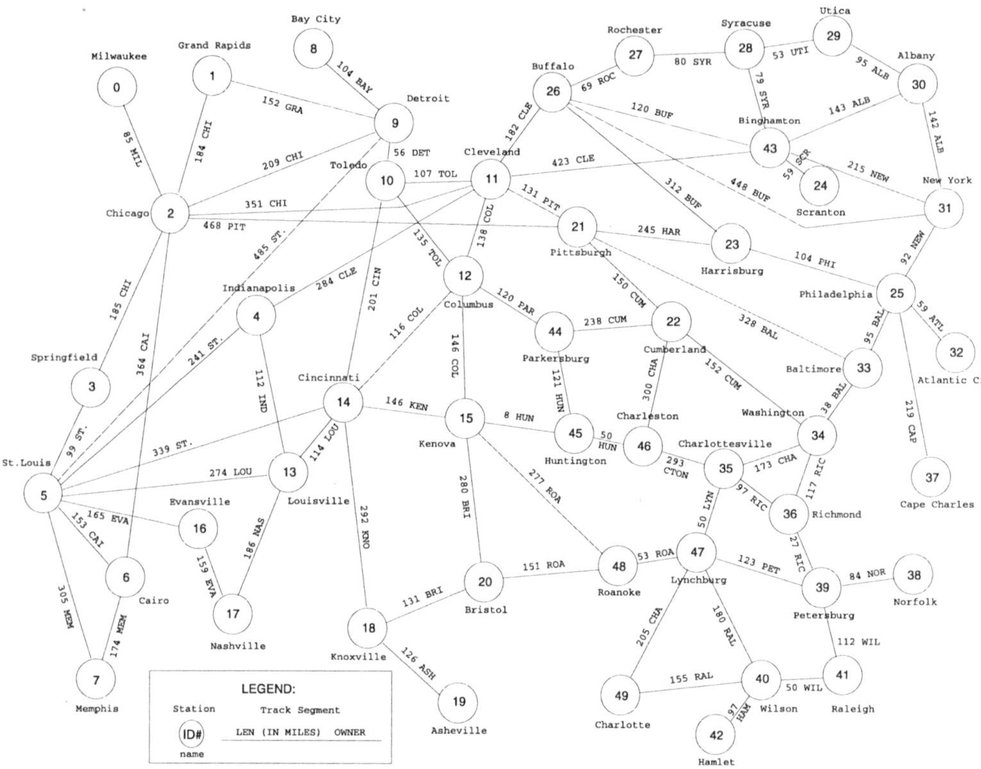

FIGURE 5.1
A Representative Railway Network: A 50 station subset of the eastern United States Railroad Network

A real implementation of RYNSORD is a continuously running system. However, in this chapter, the simulation maintains both start and finish. Simulation is initiated with no trains in the system and the timestep set to one. The system is then executed until the end time, which for most of the experiments in this analysis correspond to 17,280 timesteps or 12 operational days. Following the initiation of simulation, the trains asserted into the system experience very little contending traffic which appears to extend superior performance for these trains. These trains are not considered in the performance analysis of RYNSORD. Following the termination of simulation corresponding to a predetermined timestep, there may be trains still in progress in the system. These trains are marked as having been asserted but never having reached their destinations and are not considered in the performance data. In computing the results, RYNSORD only considers those trains that have successfully completed their journeys.

5.4.2 Steady-State Analysis

Since any error analysis of a system caused by perturbations is relative to the system's normal behavior, it is imperative to first identify the steady-state behavior of the system. This section presents a steady-state analysis of RYNSORD and identifies a key criteria as the input traffic distribution. Given that freight trains dominate passenger trains in RYNSORD, this chapter assumes that the assertion of trains into RYNSORD follow a uniform distribution over time. Unlike a bursty traffic model, a uniform distribution is likely to imply a constant level of network usage, leading to efficient use of resources. At every station, the probability of a train originating at that station at each timestep, is defined as the *input rate*. For every train originating at a station, train speeds are generated stochastically, ranging from 60 mph (96 km/h) to 100 mph (160 km/h). The final destination is also generated stochastically by assigning equal weight to every station, except the originating station, and selecting a station at random. Geographic proximity plays no part in the selection process. Since major stations, corresponding to major urban centers, are more likely to encounter high traffic densities, a set of nine "high traffic" stations are identified in Figure 5.1: Chicago, Detroit, St. Louis, Philadelphia, New York, Washington, Pittsburgh, Columbus, and Cincinnati. For the stations corresponding to these cities, the input train traffic density is set at 0.3, which, as shown later, is well above the maximum steady-state rate for the system. However, as the steady-state analysis will show, the presence of these high traffic stations does not prevent the system from achieving a global steady-state. Also, during the process of selecting final destinations of trains, these cities are assigned twice the weight of other stations to reflect that they are more likely to be selected than other cities.

A trial and error approach is utilized to determine the steady-state conditions. RYNSORD is simulated corresponding to different input rate values. Table 5.1 summarizes the average number of input trains that are generated corresponding to different input rate choices. Figures 5.2(a) through 5.2(c) present the error criterion I as a function of the assertion time, i.e., the time at which a specific train is asserted into the system.

In Figure 5.2(a), the error does not continue to increase as time increases and, as a result, RYNSORD is considered to exhibit steady-state behavior corresponding to the input rate of 0.125. In contrast, in Figure 5.2(c) that corresponds to a rate of 0.175, the error clearly grows as a function of time, reflecting non-steady-state behavior. For the input rate of 0.140, as shown in Figure 5.2(b), RYNSORD exhibits both bounded behavior and growth depending on the specific stochastic input, reflecting that this input rate marks the boundary between bounded and unbounded error. As expected, different steady-state conditions exhibit different error bound values, as revealed in Figure 5.3 for the error criterion II corresponding to steady-state input rates ranging from 0.05 to 0.125.

Table 5.1 Input Traffic Parameters for Steady-State Analysis of RYNSORD

Input Traffic Density	Total Trains Introduced	Total Trains Finishing	Average Error for completed trains (in timesteps)	Maximum Error (in timesteps)
0.050	453	439 (97%)	67.95	439
0.100	858	822 (96%)	183.18	822
0.125	1093	1048 (96%)	309.65	1387
0.140	1250	1156 (92%)	710.25	3207
0.175	1506	1292 (86%)	1115.62	5324

5.4.3 Perturbations to the Input Rate and Stability Analysis

As with any real world system, RYNSORD is designed to execute in steady-state but is likely to encounter periods of rapid fluctuation of input rates arising from any number of unforeseen circumstances. Thus, the most logical perturbation to the input rate in RYNSORD consists of an abrupt increase in the input traffic rate sustained for a short duration. Along with the magnitude of the increase in the input rate and the length of duration of the perturbation, the choice of the steady-state operating point of RYNSORD is likely to influence the stability. It is desired that the RYNSORD design reflect a strongly stable system, i.e., it returns to the original steady-state, at least, within finite time, following the termination of the perturbation. A number of experiments are designed and executed wherein first a steady-state RYNSORD system is exposed to different perturbations under different original steady-state operating points. Second, the error criteria I and II are measured as simulation progresses and is analyzed.

Table 5.2 summarizes the system characteristics under three different input rate perturbations. The magnitudes of the three perturbations are designed to push RYNSORD successively further beyond the steady-state point. Figures 5.4(a) through 5.4(c) present the error criterion I for each train as a function of its assertion time into the system for each of the three scenarios. Figure 5.5 presents the error criterion II for each of the three scenarios, as a function of the simulation time. In all of the Figures 5.4(a)

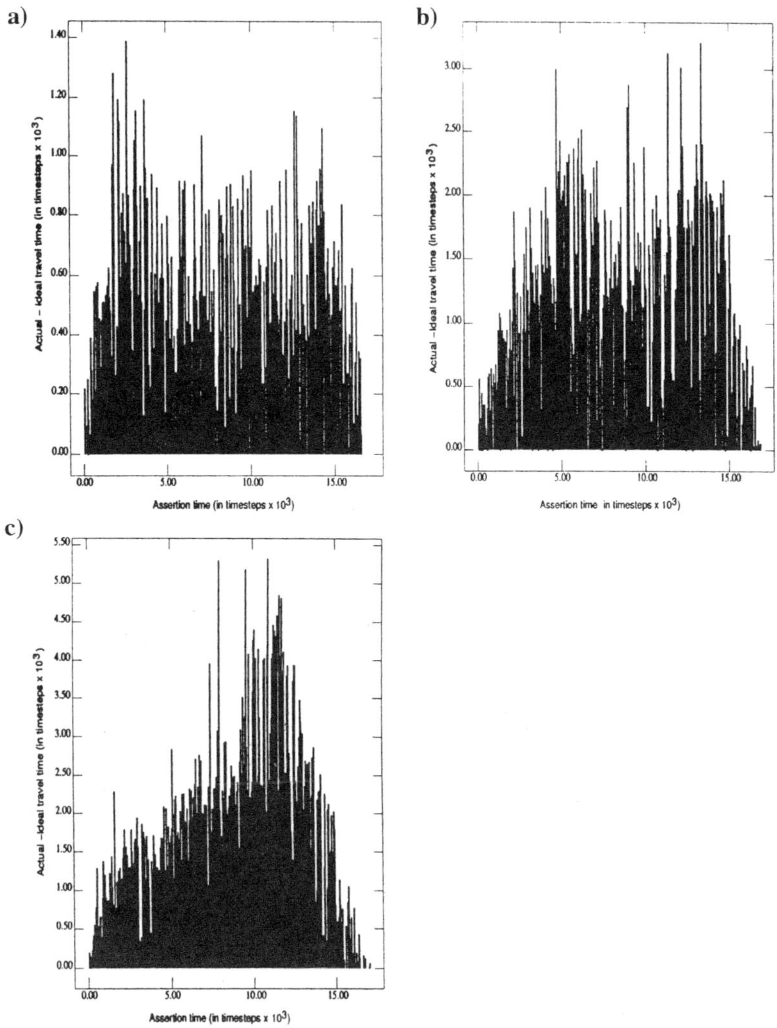

FIGURE 5.2
Error Criterion I for each Train as a function of the Assertion Time, for (a) Input Rate = 0.125, (b) for Input Rate = 0.14, and (c) for Input Rate = 0.175

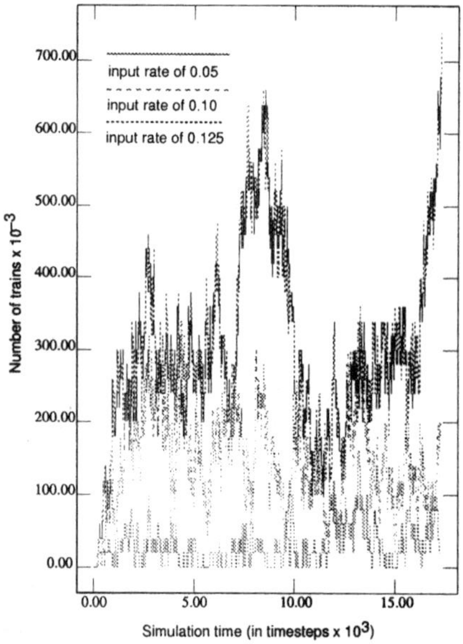

FIGURE 5.3
Error Criterion II as a function of Simulation Time, for Steady-State Input Rates

Table 5.2 Perturbations to Input Rate and System Characteristics

Input Rate	Perturbation magnitude	Perturbation start time (timestep)	Perturbation duration (timestep)	Total Trains Introduced	Total Trains Finishing
0.05	+0.5	5760	720	1230	1219 (99%)
0.125	+0.5	5760	720	2955	2911 (99%)
0.125	+3.0	5760	720	3755	3443 (92%)

through 5.5, the error criteria increase immediately following the perturbations. However, as time progresses, the error magnitudes decrease, with RYNSORD ultimately returning to the original steady-state point for all three cases. Thus, RYNSORD is strongly stable with respect to input perturbations.

5.4.4 Perturbations to System Characteristics and Stability Analysis

The basic infrastructure of RYNSORD assumes that every train is able to communicate with an appropriate station and that stations can communicate between themselves. Although the RYNSORD algorithm does not explicitly take into consideration the possibility of track failures, trains are capable of determining alternate routes when one or more tracks are in use or unavailable. This section presents an investigation into the stability of the RYNSORD algorithm under such failures.

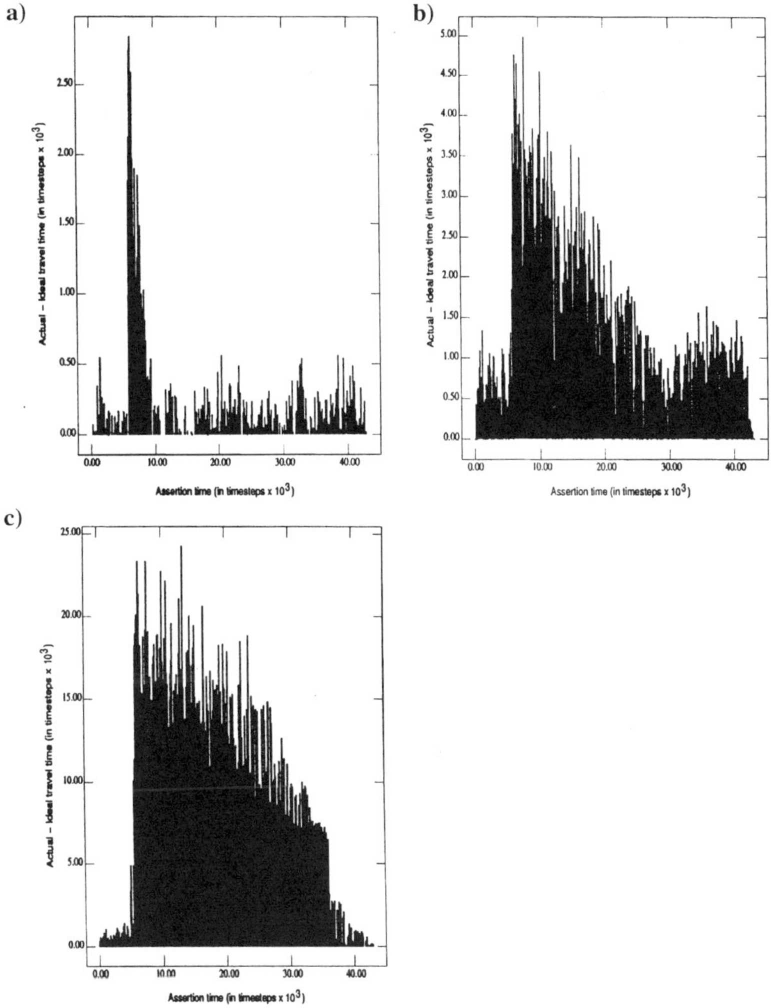

FIGURE 5.4
Error Criterion I for each Train as a function of the Assertion Time, for (a) Input Rate = 0.05 input rate and Perturbation = 0.5, (b) Input Rate = 0.125 input rate and Perturbation = 0.5, and (c) Input Rate = 0.125 input rate and Perturbation = 3.0

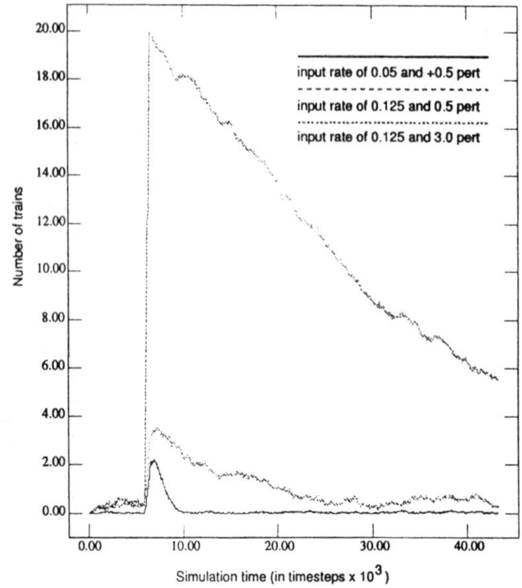

FIGURE 5.5
Error Criterion II as a function of Simulation Time, for different Input Perturbations

5.4.4.1 Perturbations to Inter-station and Train-to-station Communications

Interactions between stations and between a train and a station constitute the key communications in RYNSORD without which trains can neither succeed in reserving tracks nor travel towards their destinations. The correctness requirement prevents a train from traveling on a track segment unless it has been granted explicit reservation. Should a reservation request initiated by a train remain unanswered, the train will never attempt to use the track in question. Thus, perturbations that are deliberately introduced here to affect the reservation process will bear no impact on RYNSORD's correctness.

The characteristics of the perturbations are as follows. A message propagated from one station to another never arrives at the destination. Also, a communication between a station and a train does not reach the receiver. Under such scenarios, the behavior of a train in RYNSORD is as follows. When a train does not receive a reply to its reservation request, it decides to travel on the alternate path, where available, rather than wait indefinitely for the response. When responses to both of its requests for reservation fail to arrive, the train temporarily alters its lookahead to unity and renews its reservation effort. Unless both communications links along which the train propagates its reservation requests are down (which is unlikely) the most recent action by the train ensures at least one reservation response. When the unlikely event occurs, the train waits at the station and renews its reservation effort at the subsequent timestep with the restored lookahead value. Conceivably, computer communication failures are relatively short-lived, and in this chapter we reason that it is logical to wait for a single timestep within which the communication link is likely restored as opposed to engaging in a very round-about detour. It is pointed out that a communication failure between two stations does not eliminate all uses of the corresponding track segment. The failure only affects those trains that attempt at reservation through the non-owner station since the messages never arrive at the owner which alone has sole capability in committing the reservation. Trains traveling from the station that owns the track are able to request and use the track.

A number of experiments are designed to measure stability: a number of different communications links are failed, different failure durations are selected ranging up to permanent failure, and different values for the input traffic rate are utilized. The objective is to analyze the impact of communications perturbation on RYNSORD and to determine a traffic input rate for which RYNSORD is stable under perturbations. In the first experiment, two sets of three and eight links are failed separately. The links are identified subsequently through the stations at either ends. Care is exercised to avoid failing a link that is the only communication path from any station to the remainder of the network. While the set of three links are suspected high-traffic links, the choice of the set of eight links reflects the desire to distribute failures throughout the network. The simulation is executed for 17,280 timesteps for steady-state input rates of 0.05 and 0.125 respectively. The failures are asserted at timestep 5760 and last for a duration of 1440 timesteps. Thus, $t_{pert} = 5760$, while $t_{pert\_end} = 5760 + 1440 = 7200$. The choice of the failure duration of 1440 timesteps, which corresponds to one full day of actual operation, reflects adequate time for repairs. In another set of experiments, the links are failed permanently, i.e., $t_{pert} = 5760$ and $t_{pert\_end} = \infty$.

Set of Three Links: Baltimore(34):Washington(33); Detroit(9):Toledo(10); and Roanoke(48):Lynchburg(47).

Set of Eight Links: Cleveland(11):Columbus(12); Rochester(27):Syracuse(28); St.Louis(5):Detroit(9); Wilson(40):Raleigh(41); Charlottesville(35):Richmond(36); New York(31):Philadelphia(25); Knoxville(18):Bristol(20), and Parkersburg(44): Huntington(45).

Table 5.3 Performance Results for Communication Perturbations

No. of Links Failed	Base Input Rate of System	Perturbation Time (timestep)	Perturbation Duration (in timesteps)	Stability Class
3	0.05	5760	1440	Strongly Stable
3	0.125	5760	1440	Strongly Stable
3	0.05	5760	∞	Marginally Stable
3	0.125	5760	∞	Unstable
8	0.05	5760	1440	Strongly Stable
8	0.125	5760	1440	Strongly Stable
8	0.05	5760	∞	Marginally Stable
8	0.125	5760	∞	Unstable

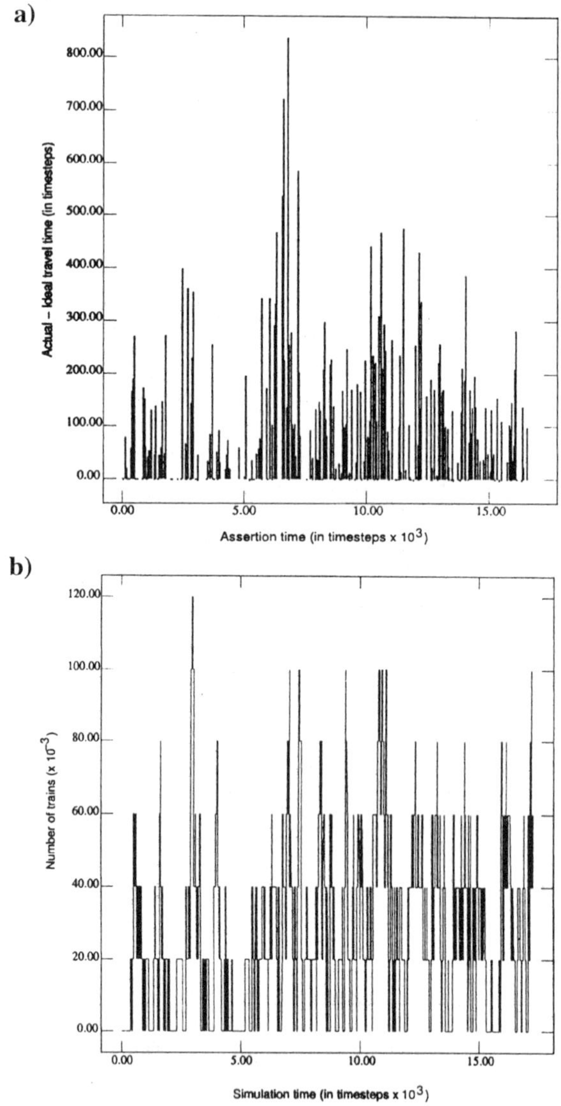

FIGURE 5.6
(a) Error Criterion I for each Train as a function of the Assertion Time, for the Set of 8 Link Failures for 1440 timesteps and Input Rate = 0.05, (b) Error Criterion II as a function of Simulation Time, for the Set of 8 Link Failures for 1440 timesteps and Input Rate = 0.05

a)

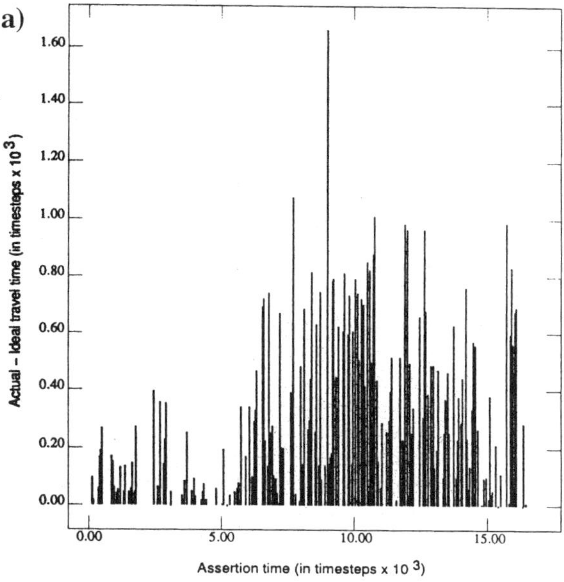

b)

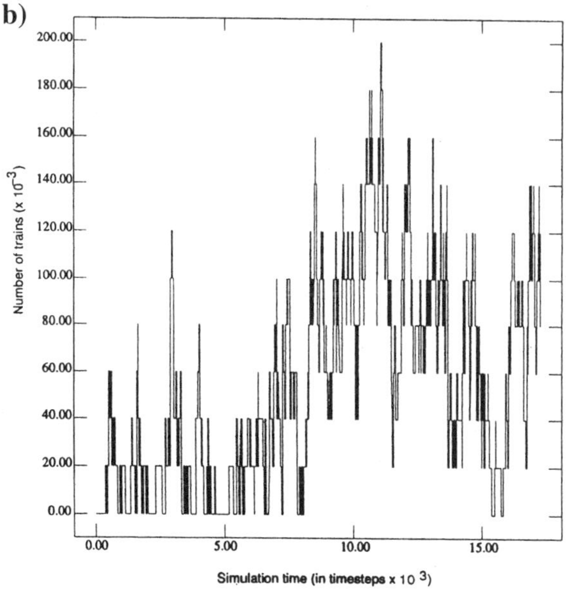

FIGURE 5.7
(a) Error Criterion I for each Train as a function of the Assertion Time, for the Set of 8 Links Failed Permanently for Input Rate = 0.05, (b) Error Criterion II as a function of Simulation Time, for the set of 8 Links Failed Permanently for Input Rate = 0.05

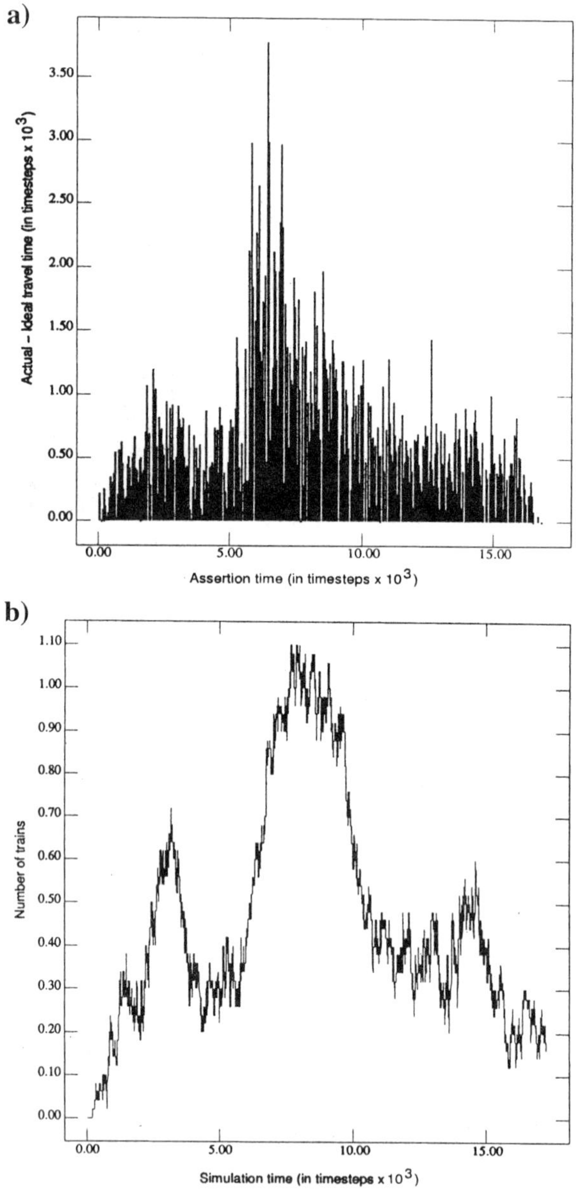

FIGURE 5.8
(a) Error Criterion I for each Train as a function of the Assertion Time, for the Set of 8 Link Failures for 1440 timesteps and Input Rate = 0.125, (b) Error Criterion II as a function of Simulation Time, for the Set of 8 Link Failures for 1440 timesteps and Input Rate = 0.125

a)

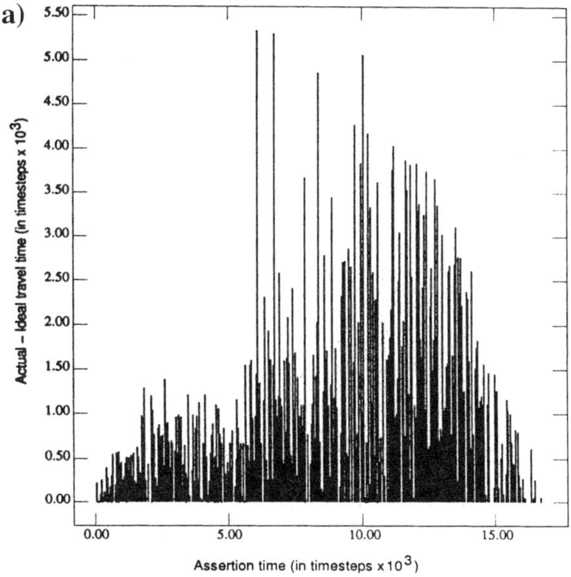

b)

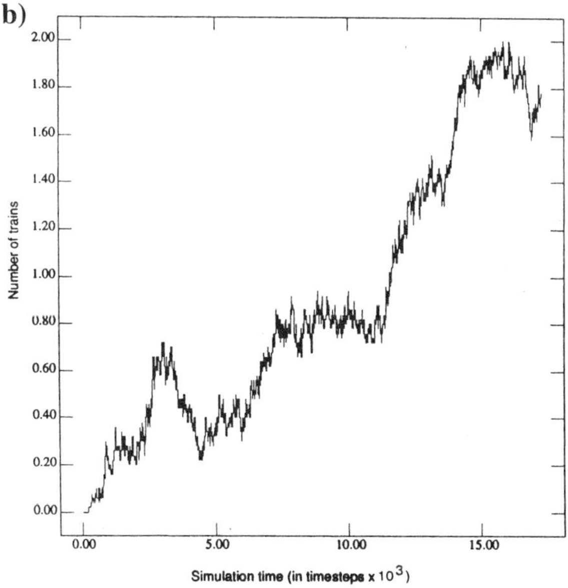

FIGURE 5.9
(a) Error Criterion I for each Train as a function of the Assertion Time, for the Set of 8 Link Failed Permanently for Input Rate = 0.125, (b) Error Criterion II as a function of Simulation Time, for the Set of 8 Link Failed Permanently for Input Rate = 0.125

Table 5.3 summarizes the performance results and reveals that RYNSORD is strongly stable with respect to failures of finite duration. Given the higher probability of communication failures that are repaired quickly, the results are encouraging. However, for permanent perturbations in both sets of links, RYNSORD is observed to be marginally stable and unstable under input traffic rates of 0.05 and 0.125, respectively. Clearly, the boundary between marginal stability and instability is a function of the input traffic rate, the number of tracks failed, and the specific tracks failed. Figures 5.6(a) through 5.9(b) correspond to the set of 8 failed tracks and present the error criteria I and II for different input traffic rates and perturbation durations. It is pointed out that the error criterion II mirrors the behavior of error criterion I. The results for the set of 3 tracks failed are similar to those for the set of 8 tracks and are not presented here.

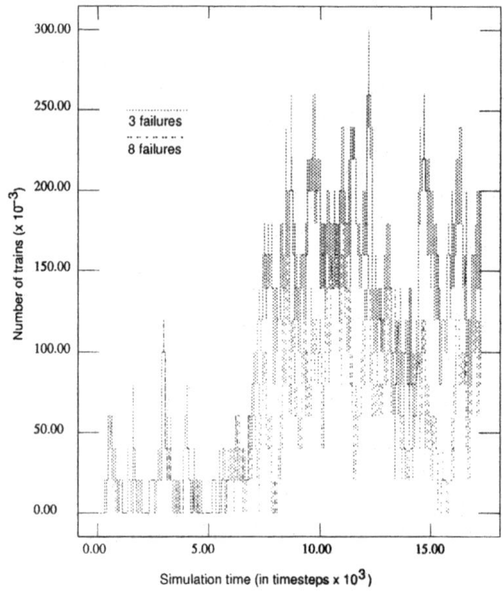

FIGURE 5.10
Error Criterion II as a function of Simulation Time, for the Set of 3 and Set of 8 Links Permanently Failed and Input Traffic Rate = 0.05

However, a comparative analysis of error criterion II for the two sets of tracks failed reveals the following, as evident through Figure 5.10. The data in Figure 5.10 corresponds to low input traffic rate and permanent failures. While RYNSORD is marginally stable for both cases, the final steady-state point for the set of 3 links is worse, i.e., higher error bound value, relative to that for the set of 8 links. The result clearly underscores the importance of the specific links failed over the number of links failed and a likely cause is the degree of congestion. Further, off-line analysis, i.e., following the termination of simulation, reveals that for a total of 201 trains one or more of the set of 3 links are used in their shortest paths. In contrast, only 167 trains utilized one or more of the set of 8 links. Thus, stability analysis may contribute towards identifying communications links whose failure are more likely to adversely impact the performance.

5.4.4.2 Perturbations Relative to the Track Segments

A track may become unavailable following an accident, breakdown, sabotage, or due to routine maintenance. Although RYNSORD lacks elaborate mechanisms to handle such failures by design, this chapter assumes the following. Upon occurrence of a failure, the stations at the two endpoints of the track segment become aware within a single timestep, i.e., 60 seconds of actual operation. Also, a train already traveling on a track segment at the time of the failure will continue to travel and reach the other end safely. The stations at the endpoints will prevent future trains from using the track by canceling all reservations and by forcibly initiating re-route computations for all affected trains.

Although track failures may appear to impact the propagation of the trains similar to communication link failures, there are important differences as described subsequently. Consider Figures 5.11(a) and 5.11(b) that represent a subset of the overall network. Figure 5.11(a) illustrates a communication link failure between Charlottesville (35) and Richmond (36) while Figure 5.11(b) implies the failed track between Charlottesville (35) and Richmond (36). Consider that a train is asserted at Roanoke (48) with the destination Richmond at some time prior to the communication link failure. Reservation requests are answered while the link is good and the train chooses to follow the path A that it had requested. The propagation of the train on the track segment between Charlottesville and Richmond is guaranteed regardless of the condition of the corresponding communication link. In contrast, in Figure 5.11(b), the train initiates its journey, and then the track fails. The train arrives at Charlottesville and the track segment is still not repaired. The train is forced to recompute a new route and may need to backtrack to Lynchburg before continuing to Richmond via Petersburg. While this example appears to imply that track failures are likely to adversely impact the performance, subsequent analysis reveals that the impact of communication failures is more adverse.

An experiment is designed wherein the tracks corresponding to the two sets of 3 and 8 links, described earlier in this chapter, are failed. The performance results, presented in Table 5.4 are identical to those for the communications perturbations (Table 5.3). The error criteria graphs are also similar in behavior to those for the communications perturbations except that there are key differences. Figure 5.12(a) presents the error criterion II for communications link failures and corresponding track failures for the set of 8 links, under high input traffic rate, and subject to a perturbation of finite duration – 1440 timesteps. While RYNSORD is strongly stable relative to both kinds of perturbations and the behaviors of the graphs in Figure 5.12(a) are similar asymptotically, the magnitude of the error for communications perturbation is significantly worse than for track perturbation. Figure 5.12(b) presents the error criterion II for communications link failures and corresponding track failures for the set of 8 links, under low input traffic rate, and subject to permanent perturbations. While RYN-

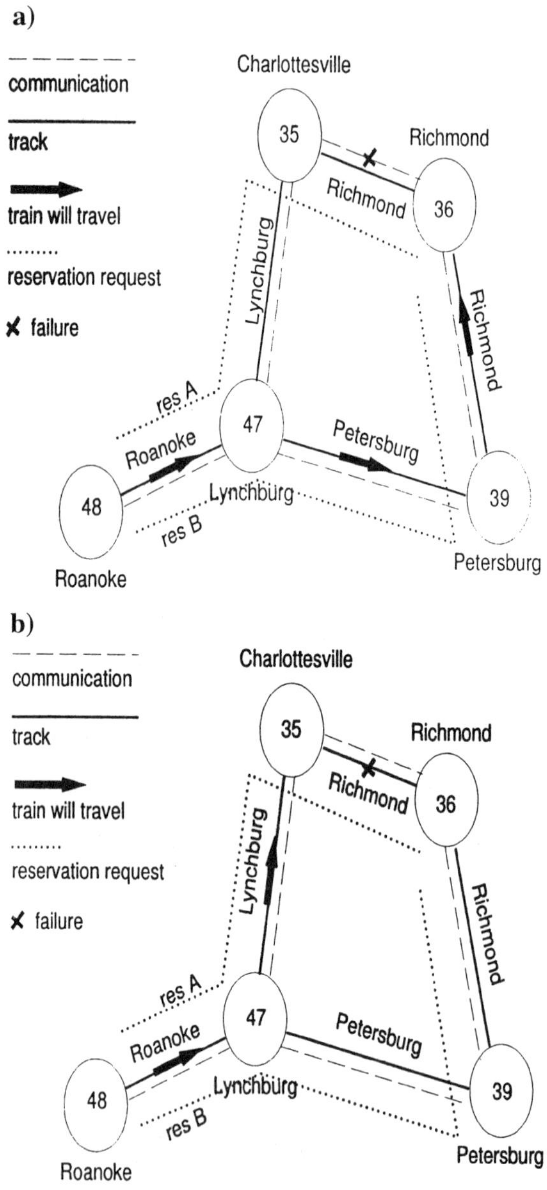

FIGURE 5.11
(a) Illustrating Communication Link Failure, (b) Illustrating Track Segment Failure

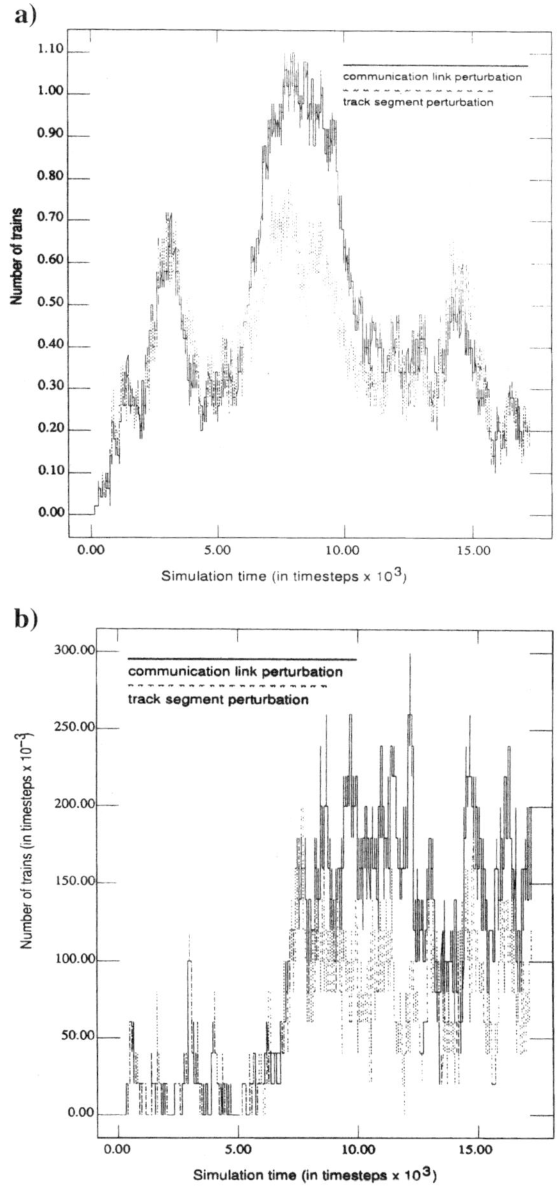

FIGURE 5.12
Error Criterion II as a function of Simulation Time, for Communications Link and Track Perturbations, for (a) High Input Traffic Rate and Finite Duration Perturbation, (b) Low Input Traffic Rate and Permanent Perturbation

Table 5.4 Performance Results for Track Perturbations

No. of Links Failed	Base Input Rate of System	Perturbation Time (timestep)	Perturbation Duration (in timesteps)	Stability Class
3	0.05	5760	1440	Strongly Stable
3	0.125	5760	1440	Strongly Stable
3	0.05	5760	∞	Marginally Stable
3	0.125	5760	∞	Unstable
8	0.05	5760	1440	Strongly Stable
8	0.125	5760	1440	Strongly Stable
8	0.05	5760	∞	Marginally Stable
8	0.125	5760	∞	Unstable

SORD is observed to be marginally stable for both scenarios and their asymptotic behaviors are similar, the error magnitude corresponding to communications perturbation is considerably higher than for track perturbation. A possible explanation lies in the fact that while only the failed track becomes unavailable to a train, a communication link failure may impair a train's ability to compete for reservation and therefore, travel access, for multiple tracks.

Limitations of the Research

The stability analysis of RYNSORD has revealed that it is strongly stable with respect to perturbations of finite durations to the input traffic rate and track segment failures. For permanent perturbations, the stability measure is dependent on the input traffic rate prior to the onset of the perturbation. However, it is weak with respect to communication link failures and the underlying algorithm needs redesign for superior immunity to perturbations.

Chapter 6

Modeling and Simulation Techniques for ITS Designs

6.1 Introduction

A key characteristic of ITS designs, as explained in Chapter 1 and reflected in Chapters 2 through 5, is that each entity, e.g., locomotives, cars, etc., carries its own computing engine while subject to transportation through the system, under asynchronous, distributed algorithm control. Every entity is viewed as an asynchronous and autonomous process with well-defined computational and communications needs. While some processes may be "stationary," others are "mobile" within the transportation system. The exact pattern of migration of the mobile processes is dictated by the nature of the transportation system and the actual input data. The migration pattern is further complicated by the fact that every mobile process is autonomous, i.e., every mobile entity determines its own migration pattern based on its unique behavior, input stimulus, and dynamic interactions with the stationary entities. Every mobile and stationary entity is characterized by unique computation and communication needs. Furthermore, the nature of the migration is asynchronous, i.e., it is initiated at irregular intervals of time and may not be known a priori. Finally, in many transportation systems, the number of mobile and stationary entities is likely to be large which, in turn, necessitates a distributed, scalable approach to modeling and simulation.

The remainder of this chapter is organized as follows. Section 6.2 introduces two competing process migration strategies that may be used to model and simulate ITS designs. Section 6.3 details their underlying software techniques while section 6.4 presents the details of implementation of the simulation on a parallel processor testbed. Section 6.5 first presents the results obtained from executing the two simulation approaches for a representative network under realistic input conditions followed by a comparative analysis.

6.2 Virtual and Physical Process Migration Strategies for ITS Designs

This chapter assumes the following characterization of an ITS design: (1) The number of stationary entities is relatively modest but the number of migrating entities is large, ranging from 10s to 100s, (2) the system is likely to grow in size with time requiring that the underlying approach be scalable, (3) while the stationary entities are geographically dispersed, the mobile entities are autonomous implying that their migration patterns are unique to every mobile process and are unknown a priori, (4) while the stationary processes are permitted to communicate directly between themselves through a static interconnection network, the mobile processes are assumed not to require direct communication between themselves for the following reasons. First, given that the number of mobile processes is large, facilities to provide direct communication between any two entities are likely to incur large overhead. This may also adversely impact scalability. Second, the underlying distributed algorithms are intelligently designed so that the stationary nodes perform the function of coordinating information between the mobile processes when necessary. For some transportation systems, it may be necessary to provide communications between the mobile processes.

Thus, the computer model of an ITS design will consist of stationary and migrating processes executing on computing engines and mechanisms to facilitate stationary-stationary entity and mobile-stationary entity communications. Every process owns its own thread of control and is thus autonomous and asynchronous relative to other processes in the system. The capabilities of the processes are defined by the nature of the system. The stationary processes acquire necessary information from other stationary processes and mobile processes; that information is subsequently downloaded and utilized by appropriate mobile processes. While the static network interconnecting the stationary processes is permanent, the mobile processes connect and disconnect dynamically and asynchronously, i.e., at irregular intervals of time, with appropriate stationary processes. A migration occurs when a mobile process, M_i, chooses to disassociate itself from the stationary process, S_j, and associate itself with the stationary process, S_k, for all legitimate values of j and k.

In an operational transportation system, every stationary and mobile process is provided with its own computing engine and facilities to initiate communication with other processes. It is therefore logical to assume that in a simulation of an ITS design, every stationary and mobile process will have access to its own computing engine. However, many parallel processing testbeds, including the one utilized in this chapter, are likely to have far fewer available processors than the total number of stationary and mobile processes. This results in two principal strategies for representing mobile entities through processes in the testbed. They are termed virtual and physical process migration strategies and are detailed subsequently. There is a third mechanism, a variation of the physical process migration strategy wherein, at initialization, connections are established between each mobile entity and every stationary entity. When a mobile entity needs to interact with a specific stationary unit, the corresponding connection is utilized. At other times, the connection is idle. Thus, while the overhead of dynamically establishing and destroying connections is eliminated, a maximum limit on the number of open connections per Unix process may constitute a weakness. This mechanism is not discussed in this chapter.

6.2.1 Virtual Process Migration Strategy

The obvious logical choice is to represent the relatively modest number of stationary entities as actual processes, assign them to the processors of the parallel processing testbed on a one-on-one basis, and represent the mobile entities through virtual processes. A stationary node represents an entity located at a specific geographic position. A virtual process migrates between processors, when necessary, and its computational needs are executed by the host processor underlying the stationary node where it may happen to be located at that instant of time. By definition, a virtual process is not permanently associated with any processor. From time to time, it is associated with a processor corresponding to a stationary node that executes its computing needs and temporarily assigns it the status of an actual process. This strategy is termed Virtual Process Migration (VPM) and has been utilized in Chapters 2 and 4. In Chapters 3 and 5, the VPM strategy is slightly modified in that the stationary and mobile entities are expressed through Unix processes that may be executed on a testbed with an arbitrary number of processors. Thus, unlike in Chapters 2 and 4, where the number of processors used equals the number of stationary entities, in Chapters 3 and 5, the number of processors required for execution need not equal the number of stationary entities. Although described earlier in the context of specific systems, this section explains VPM in detail and as a general mechanism for modeling and simulation of ITS designs. The processors are interconnected in the same topology as the stationary entities, through software protocols that are initiated at initialization time and remain unchanged throughout the simulation.

A virtual process in VPM is similar to a "thread" of an operating system. However, unlike a "thread" that contains the code, stack, stack pointer and the program counter, a virtual process only contains the essential parameters required for its execution. The exact parameters are defined by the application program. As an example, in the modeling and simulation of the intelligent vehicle highway system, the parameters for the mobile automobiles may include the vehicle license plate, model, manufacturer, current speed, desired speed, location, heading, origin, and destination. When a mobile entity is located at a stationary node, it "appears" at the node, i.e., it is manifested as an actual process and its computing needs are executed by the host processor. Utilizing relevant information contained at the stationary node and within itself, the mobile entity determines its subsequent course of action which may include the decision to migrate to a different stationary node. Then, the simulation migrates the corresponding virtual process with all of its parameters to the appropriate stationary node where the mobile entity again "reappears." Thus, the behavior of a mobile entity is self-contained and is neither visible to the stationary node nor to other virtual processes that may be temporarily co-resident at the same stationary node. Also, at any given time, one or more virtual processes may be resident at a stationary node and compete for the computation and communication resources. Thus, a scheduler may be utilized to assign slots of computing and communication facilities to the processes. Communication of information between the stationary process and a virtual process is achieved simply through buffer copying.

Figure 6.1 describes a simple ITS design with three stationary entities, represented thorough stationary processes, SP-1, SP-2, and SP-3. The simulation consists of three underlying processors: Processor-1, Processor-2, and Processor-3. At a given time instant, virtual processes VP-1 through VP-5 are resident on the three processors as shown in Figure 6.1 while VP-6 is being migrated from Processor-2 to Processor-1. During migration, the actual process corresponding to VP-6 that is resident on Processor-2 is first terminated, its essential parameters are encapsulated in a message, the message is propagated to the Processor-1, the message is decoded in Processor-2, and finally an actual process is synthesized corresponding to VP-6. Every processor is responsible for executing the stationary process and one or more virtual processes, the scheduler, and the communication primitives. A close examination yields two important characteristics of VPM. First, in general, for a mobile entity to migrate from stationary node A to stationary node B, A and B must be connected directly. While this implies reduced complexity, it does not preclude the design of facilities to allow more complex migration. Second, the number of mobile entities at a stationary node at any given time instant is limited by the maximum number of processes permitted by the underlying operating system.

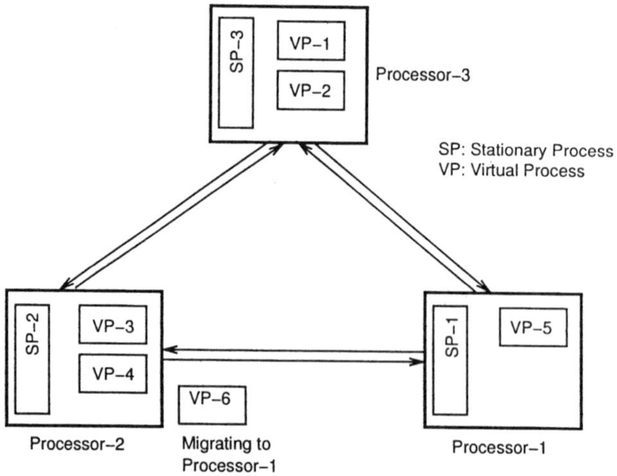

FIGURE 6.1
Illustrating Virtual Process Migration

6.2.2 Physical Process Migration Strategy

Despite its successful use in Chapters 2 and 3, VPM incurs important limitations that may pose difficulties in modeling future ITS systems. As the number of mobile entities increases, the competition for the host processors' computing and communication resources is likely to become acute thereby slowing down the simulation significantly. To address this limitation, this chapter proposes a competing approach, Physical Process Migration (PPM). In PPM, every process – stationary or mobile, is allocated a unique processor. The allocation is engaged at the instant the process is initiated into the system and is disengaged when the process terminates. When a mobile process desires to communicate with a stationary process at runtime, first a communication protocol is dynamically established between the underlying processors and then information exchange is initiated. Thereafter, when the mobile process desires to interact with a different stationary process, the old protocol is first disconnected and a new connection is established. A mobile process is allowed to maintain a connection with a single stationary process at any time. Thus, the PPM strategy is a more accurate model of reality. The static interconnection network between the stationary processes remains identical to that of the VPM. Clearly, the computational need of every mobile process is executed by its underlying processor, and where the computational needs of the mobile entities are high, there is the potential for higher efficiency and throughput relative to VPM. Unlike VPM, a mobile process may easily migrate from stationary node A to stationary node Z in PPM where a direct connection from A to Z may be lacking. PPM's principal advantage is in the use of one processor per process. Unfortunately, this also results in a weakness in the context of the limitations of today's testbed technology. Since testbeds with 1000s of processors are not yet ubiquitous, simulation of ITS systems under PPM is limited to modest-sized mobile computing networks. PPM also inherits the limitation of high overhead for mobile-stationary process communication which includes explicit message communication following the dynamic establishment of a communications protocol.

Figure 6.2 describes the use of PPM for the simple ITS design shown earlier in Figure 6.1. In addition to the three processors that model the stationary processes, six processors, Processor-4 through Processor-9, constitute the underlying processors for the six physical processes, PP-1 through PP-6, corresponding to the six mobile entities. In Figure 6.2, solid lines between stationary and mobile processes represent protocols that are established at a given time instant while a broken line represents a protocol that is in the state of either being established or disconnected. Thus, the broken lines between VP-6 and each of Processor-2 and Processor-1 reflect the fact that the physical process PP-6 is migrating from the stationary node, SP-2, to the stationary node, SP-1.

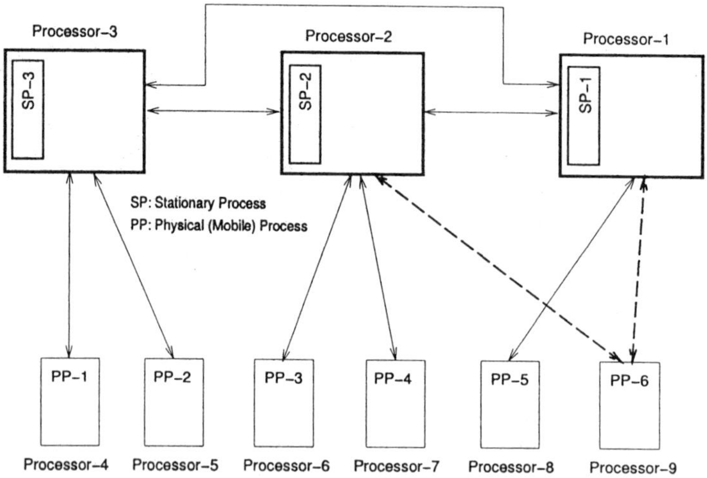

FIGURE 6.2
Illustrating Physical Process Migration

6.3 Software Techniques Underlying the Process Migration Strategies

The static network interconnecting the stationary processes in both VPM and PPM is established during initialization of the simulation. As indicated earlier, every stationary process is assigned a distinct processor or workstation, termed *node*. During execution, first, a process opens a unique external input file, utilizing the identifier of the underlying workstation. This file contains the node's operating characteristics that includes its connectivity to other stationary processes. Second, the process starts to build the point-to-point connections, one at a time, utilizing the Berkeley socket protocols. When establishing a point-to-point connection between two processors, the initiator process executes a "connect" while the corresponding receiving process executes an "accept." Every connection is half-duplex, implying directed edges in the network, and there may be multiple, overlapping cycles in the network. Furthermore, "connect" requires the receiving process identifier as an argument and it is nonblocking while "accept" is blocking and is designed to receive any "connect," i.e., from any processor. This threatens the network initialization with the possibility of deadlock and, to counter it, the following algorithm is used. The underlying nodes possess unique identifiers. When a stationary process at a node (identifier X) requires connection with a stationary process at a different node (identifier Y, Y > X), X always executes a "connect" while Y will execute an "accept." Upon completion of the network configuration in its memory, every node initiates execution of the stationary and mobile processes which differs for the VPM and PPM strategies. The pseudocode in Figure 6.3 underscores the function at each node. In Figure 6.3, the code at label L1 first determines the set of stationary nodes in the system with identifiers higher than that of the current node. Then, the code starting at label L2 attempts to establish a connection between the current node and each of the nodes in the set through executing "connect," one at a time, until all the connections are successfully established. The code starting at label L3 corresponds to the connection establishment between the current node and all other nodes in the system with identifiers lower than that of the current node.

6.3.1 Software Techniques Underlying VPM

In VPM, every mobile entity is represented through a set of parameters which are organized into a structure. The size of the structure is a function of the application and may be dynamic. For a comparative study of the performance of VPM and PPM, the following fields are assumed for every mobile entity structure and shown in Figure 6.4. The first field is the identifier of the entity, the second reflects its computational need, the third encapsulates the remaining number of messages that this entity must exchange with the host stationary process, and the fourth field stores the remaining number of hops in this entity's migration pattern.

The computational load of a mobile unit is represented by an integer, ranging from 100 to 10,000,000, and it constitutes the index of a simple "for loop." That is, the number of iterations in the "for loop" equals the load value and the execution time of the iterative loop emulates the actual computational time. In VPM, at any given time instant, one or more mobile entities may be co-resident at a stationary node, competing for the single thread of control. To ensure that every mobile entity receives its fair share of the thread of control, the simulation proposes to use "time slicing," wherein every virtual process voluntarily gives up control after executing the loop for every 100 iterations.

Upon arrival at a node, a mobile entity is remanifested as an actual process and is enqueued in the scheduler's list. The scheduler allocates a time slot and executes the body of the mobile entity in the time slot. The pseudocode in Figure 6.5 represents the body of the mobile entity where its activity is emulated through executing iterations. The iterations are executed in sets of 100. In Figure 6.5, the statement at label L1 checks whether any iterations remain to be executed. If affirmative, a number of iterations equal to the minimum of 100 and the value of load is executed. If negative, all of the scheduled iterations have been completed. Next, the statement at label L2 checks whether any of the scheduled number of messages that need to be communicated are outstanding. If affirmative, a message communication is emulated by writing into a variable location. Otherwise, all scheduled messages have been communicated. The statement at label L3 detects the scenario that all scheduled iterations and messages have been completed. Then, the subsequent migration of the mobile entity is determined and it is propagated to the subsequent destination node.

```
void make_connections()
{
L1: let t be the set of nodes with greater identifier values;
L2: while (number of elements in t != 0) {
        create socket;
        choose a node from t;
        execute a connect system call to the selected node;
        if (fails) {
            close socket;
        } else {
            send my identifier value to the selected node;
            save the socket descriptor;
            remove the node from t;
        }
    }
L3: create socket;
    set up address (sockaddr_in) structure;
    bind the socket using the address structure;
    call listen relative to the socket;
    let f be the set of nodes with lower identifier values;
    while (number of elements in f != 0) {
        execute an accept system call;
        if(fails) {
            continue;
        } else {
            accept returns new socket;
            read the remote node's identifier value from the new socket;
            save new socket descriptor;
            remove the node from f;
        }
    }
    close original socket;
}
```

FIGURE 6.3
Establishing the Static Interconnection Network During Initialization at Each Node, in Pseudocode

```
struct VPM_entity {
    int id;
    int load;
    int messages_per_hop_remain;
    int hops_remain;
};
```

FIGURE 6.4
Structure for every Mobile Entity in VPM

```
void wake_mobile_entity(struct VPM_entity)
{
L1: if (load > 0) {
        do minimum(100, load) for-loop iterations; // time slice is 100 //
        decrement load;
    }
L2: if (messages_per_hop_remain > 0) {
        write to a variable location to emulate a message;
        decrement messages_per_hop_remain;
    }
L3: if (load equals 0 AND messages_per_hop_remain equals 0) {
        determine stochastically where this entity must migrate;
        migrate the process and remove it from the scheduler's list;
    }
}
```

FIGURE 6.5
A Mobile Entity Remanifested as a Process, at a Node

During migration, the parameters of the mobile entity are encapsulated in a message. The address and size of the message are passed to the operating system through the "write" system call, which then writes it to the appropriate outgoing socket and executes the transfer.

At the receiving end, the node polls for the arrival of the mobile entity using the "select" system call with 0 timeout. Select maintains the ability to monitor multiple socket connections from within a single function call. When the message arrives, the node remanifests it as an actual process and enqueues it in the scheduler's list. The pseudocode in Figure 6.6 underscores this function of the node. The code statement at label L1 in Figure 6.6 checks for a new message that encapsulates the arrival of a mobile unit. If affirmative, the message is read and the corresponding process is synthesized.

The scheduler implements round-robin scheduling of the stationary process and one or more mobile processes that may be co-resident in the host processor. When it is scheduled for execution, a mobile entity is first dequeued, then executed, and then either requeued into the scheduler's list or marked for migration to a different node. The functionality of the scheduler is shown in Figure 6.7, in pseudocode. In

```
VPM_entity check_migrate()
{
    struct timeval timeout;
    timeout.tv_sec = 0
    timeout.tv_usec = 0
    fd_set fdvar;
    FD_ZERO(&fdvar);
    FD_SET(socket, &fdvar);

L1: if (select(socket + 1, &fdvar, 0, 0, &timeout))
        VPM_entity new_entity;
        read(socket, &new_entity, sizeof(VPM_entity));
        return new_entity;
    } else {
        return 0;
    }
}
```

FIGURE 6.6
A Node Intercepts a Message Encapsulating a Mobile Entity

Figure 6.7, the statement at label L1 reflects the scheduler dequeueing the first element from the queue of mobile entities and then executing it. If the entity has exhausted its iterations and is marked for migration as detected by the code at label L2, the scheduler encapsulates it in the form of a message and propagates it to the output. Otherwise, following execution, the entity is requeued back into the list of mobile units at the node.

```
void schedule()
{
L1: dequeue the first element from the queue of waiting mobile entities;
    call wake_mobile_entities() for this mobile entity;
L2: if (mobile entity migrated) {
        write(socket, &mobile_entity, sizeof(VPM_entity));
        free the structure corresponding to the migrated mobile entity;
L3: } else
        enqueue the mobile entity back into the queue of waiting mobile entities;
}
```

FIGURE 6.7
The Function of the Scheduler at Each Node

The main body of the program, executed by the node, integrates all of the above functions to describe the overall operation and is shown in Figure 6.8. First, the data structures are initialized as reflected by the statement at label L1. Then the mobile entities are synthesized utilizing information contained in the external data file as represented by the code at label L2. The remainder of the program executes the following two operations, repeatedly and in the proper sequence: (i) check if a new mobile node has migrated from an adjacent stationary node. If affirmative, remanifest the mobile entity as an actual process using the network message, and then insert the process into the scheduler's queue for execution at a later instant of time, (ii) execute the scheduler which allocates time slices to the enqueued mobile nodes. The statements at labels L3 and L4 reflect the tasks (i) and (ii) respectively.

```
void main()
{
L1:initialize data structures for the scheduler, etc.;
L2:synthesize mobile entities at this location;
   loop until end of simulation {
L3:   call check_migrate;
      if (new mobile entity has arrived from an adjacent stationary entity) {
          assign the mobile entity to the scheduler;
      }
L4:   execute schedule() to schedule the execution of the mobile entities;
}
```

FIGURE 6.8
The Main Program Corresponding to Each Node

6.3.2 Software Techniques Underlying PPM

Mobile Entities

At initialization, every mobile entity is associated with a processing node which is responsible for executing the iterative loop, message transfer, and migration routines. A message transfer with respect to a stationary node requires the presence of a network protocol.

In the event of migration, first the old connection between the mobile process and a stationary process, if any, must be terminated. Normally, at either end of the connection, a "close" system call is executed. However, if the execution of the system calls by the two processors are not synchronized, the connection may be closed only partially and a SIGPIPE signal is generated when a process attempts to write to it. To avoid this undesirable side effect, cooperation is required at both ends. In this chapter, when a connection is slated to be terminated, first a termination command is sent from the mobile node to the stationary node. Second, the mobile node awaits an acknowledgment from the stationary node, following which both processes execute the "close" system call. Next, a new connection is established with the target stationary node. The pseudocode in Figure 6.9 describes the migration, disconnection, and reconnection functions. The migrate function executes calls to the disconnect and try_connect functions.

```
void migrate(stationary node)
{
   call disconnect() to terminate connection;
   determine stochastically where this process will migrate;
   try_connect(stationary node); // attempt connection to the new stationary entity //
}
void disconnect()
{
   send disconnect command to the current stationary node;
   wait for an acknowledge signal;
   call close to terminate the connection;
}
int try_connect(stationary node)
{
   call connect() to attempt connection;
   if (success) {
       send id of this mobile entity;
       return OK;
   } else {
       return ERROR;
   }
}
```

FIGURE 6.9
The Migration, Disconnection, and Reconnection Functions of Each Mobile Entity in PPM

The mainLoop(), shown in Figure 6.10, integrates all of the subfunctions, described earlier, to present the overall function of mobile node in PPM. First, the network topology of the stationary nodes is read from an external data file, as reflected by the statement at label L1. This information is utilized to determine migration-related decisions during the simulation. Second, the internal data structures are created, represented by label L2. Third, the following three operations are executed repeatedly: (i) the iterative loop is executed to simulate actual computational operations, (ii) it exchanges dummy data elements with the stationary node to which it is connected at the current time instant, (iii) it examines whether the required number of data elements have been exchanged and the loop executed for the desired number of iterations. If affirmative, the mobile entity determines a new stationary node, stochastically, and initiates migration. The statements starting at labels L3, L4, and L5 represent the tasks (i), (ii), and (iii), respectively.

It is pointed out that for the VPM paradigm, the software pieces in Figures 6.9 and 6.10 that are executed by every mobile entity process in the PPM paradigm are contained within and executed by the stationary node. Also, the disconnect and try_connect functions in Figure 6.9 that underlie the mobile units in PPM have no counterpart in VPM.

Stationary Entities

The behavior of a stationary node includes three functions: (i) accept connection from the mobile entities, (ii) exchange data with mobile entities, and (iii) accept termination request from a mobile entity.

```
void mainLoop()
{
L1: read static network topology from external data file;
L2: initialize internal data structures;
    establish connection with the default stationary node;
    loop until end of simulation {
L3:     if (load > 0) {
            do minimum(100, load) for-loop iterations;
            decrement load;
        }
L4:     if (messages_per_hop_remain > 0) {
            write(socket, default_message, length(default_message));
            decrement messages_per_hop_remain;
        }
L5:     if (load equals 0 AND messages_per_hop_remain equals 0) {
            reset the values of load and messages_per_hop_remain;
            determine a new target stationary node, stochastically.
            call migrate();
        }
    }
}
```

FIGURE 6.10
The Main Program Corresponding to Each Mobile Entity in PPM

Given that a connection from a mobile node to a stationary node is initiated asynchronously and dynamically by the mobile entity, every stationary node must necessarily provide an entry point where the mobile node can initiate a connection. To realize the entry point, every stationary node binds a special socket and periodically listens to it through a select system call to determine whether a mobile node desires connection with it. The statement at label L1 in Figure 6.11 realizes this task. If affirmative, the stationary node executes an accept system call, reads and stores the identifier, and initiates the establishment of a connection with the mobile node. Upon connection, two kinds of messages are communicated: data elements and disconnection request. Data elements are exchanged between the mobile and stationary nodes and, in this chapter, the data is dummy and simply discarded. When the mobile node intends to disconnect, it propagates a disconnection message to the stationary node. In turn, the stationary node will propagate an acknowledgment of the disconnection and execute the "close" system call to disconnect. The statements at labels L2 and L3 in Figure 6.11 correspond to the receipt of disconnection and data element transfer.

It is pointed out that the program executed by each stationary node in PPM, as shown in Figure 6.11, differs from that in 6.8 in that it neither emulates nor executes the activities corresponding to the mobile entities. Instead, it accepts connection and disconnection requests from the mobile entities.

```
void mainLoop() {
    read the static network topology from the external data file;
    establish connections to other stationary nodes using make_connections();
    create and bind special socket to permit mobile nodes to connect;

    struct timeval timeout;
    timeout.tv_sec = 0
    timeout.tv_usec = 0
    loop until end of simulation {
        fd_set fdvar;
        FD_ZERO(&fdvar);
        FD_SET(mobile node connection socket, &fdvar);
L1:     if(select(mobile node connection socket + 1, 0, 0, &timeout)) {
            issue accept system call;
            read mobile node id and save new socket descriptor and id;
        }
        for(all mobile node sockets)
            FD_SET(socket, &fdvar);
        select(highest descriptor value + 1, &fdvar, 0, 0, 0))
        read message from socket;
        switch (message type) {
L2:         case disconnection:
                send acknowledge signal;
                close the socket;
                remove the socket handle from storage;
            break;
L3:         case data transfer:
                read message;
                discard message;
            break;
        }
    }
}
```

FIGURE 6.11
The Main Program Corresponding to Each Stationary Node in PPM

6.4 Implementation Issues

The VPM and PPM strategies are implemented on a testbed of 65+ SUN Sparc 10/40 workstations that are configured as a loosely-coupled parallel processor. While each workstation is outfitted with 32 Mbytes of memory and executes Solaris 2.3 operating system, they are interconnected by a 10 Mbit/sec Ethernet. In addition, the code design permits execution under both SUN OS 4.1.3 and the freely available Linux operating systems [91]. The code is written in C++, is approximately 2000 lines in length, and is compiled by public-domain GNU g++ compiler. The code executes in the background while the user executes programs on the consoles. The data presented here is obtained from simulations that are run late at night when network load is minimal.

6.5 Simulation Results and Performance Analysis

For a comparative analysis of their performance, both VPM and PPM strategies are modeled and simulated on a parallel processing testbed. The testbed closely resembles reality and a number of experiments are designed and executed. Corresponding to an actual mobile computing network where the key parameters include the size of the static network, i.e., the number of stationary nodes, the interconnection topology of the static network, the number of mobile entities, the computational load of the mobile entities, the number of messages exchanged between the mobile and stationary entities at each hop, and the migration pattern of the mobile entities, the simulation represents these parameters through independent variables. The key measure of performance is the maximum over the wall clock times required by all processors in the testbed. In the experiments, the number of entities chosen reflects the fact that the testbed is limited to 65 workstations. The number of stationary nodes range from 5 to 10, the static interconnection topology is assumed to be fully connected, and the number of mobile entities ranges from 5 to 50. The computational load of a mobile unit is represented by an integer, ranging from 100 to 10,000,000, and it constitutes the index of a simple "for loop," as explained in Figures 6.5 and 6.10. That is, the number of iterations in the "for loop" equals the load value and the execution time of the iterative loop emulates the actual computational time. The number of data elements exchanged between a mobile and stationary entity is assumed to range from 1 to 100, where each data element is 128 bytes long dummy. The choice of the 128 byte size reflects the message size used in Chapter 2. The message communications are also referred to in Figures 6.5 and 6.10. Every mobile entity's migration pattern, reflected in Figures 6.5 and 6.10, is (i) stochastic, i.e., randomly determined, (ii) unique, i.e., independent of the migration patterns of all other mobile nodes, and (iii) asynchronous, i.e., the mobile entity may migrate at irregular intervals of time. The only constraint imposed on the mobile units is that an entity will not immediately reconnect to the stationary node to which it was connected most recently. In the simulation, unless otherwise specified, every mobile entity connects and disconnects with the stationary nodes a total of 1000 times.

Given that the processors of a parallel processing testbed are asynchronous, their execution rates differ, and that their clocks are out of phase, the order in which events are executed in the simulation may, in general, differ from that in actual operation. To preserve the order of event execution, often different synchronization techniques are utilized. The use of such techniques, however, constitutes an artifact of the simulation and has no correspondence in reality. These synchronization techniques slow down the simulation significantly and, as they affect both VPM and PPM similarly, the

VPM and PPM implementations in this chapter are deliberately designed without them, without any loss in generality. The implementations of VPM in Chapters 3 through 5, however, utilize synchronization techniques.

The results presented here reflect a total of over 200 simulation runs, each requiring an average 1000 seconds of wall clock time, 65 concurrently executing workstations, and several Mbytes of data collected from the simulation. When a mobile entity connects with a stationary entity, it performs computations, defined by the load value, and then exchanges data with the stationary process. The simulation terminates when every mobile entity has completed the specified number of connections and disconnections. The measured simulation time includes the time required for establishing the software protocol connection, the computation time, time for exchange of data, and disconnection time.

The graphs in Figure 6.12a present the variation of the simulation time as a function of the computational load of the mobile entities for both VPM and PPM. The number of stationary nodes is set to 10 and the number of mobile nodes ranges from 5 to 10 to 50. The number of data elements exchanged at each hop is set to 1 and each mobile entity engages itself in 1000 connections and disconnections. The graphs are revealing in that while the VPM simulation times rise sharply with increasing load, the PPM simulation times remain relatively constant. For 5, 10, and 50 mobile entities, the PPM simulation times remain unchanged at 110 sec, 300 sec, and 710 sec, respectively. For low computational load values, VPM exhibits superior performance due to the high overhead of connections and disconnections in PPM. For 5 mobile entities, beyond a computational load value of 20,000, PPM exhibits superior performance relative to VPM. Similarly, for 10 mobile entities, PPM's performance exceeds that of VPM for a computational load value beyond 50,000. Furthermore, while the PPM simulation executes successfully for 50 mobile entities with load values ranging up to 100,000 and requiring 710 seconds, the VPM simulation requires extraordinarily large run times beyond load value of 10,000. The comparative behavior of PPM versus VPM is similar when the number of data elements exchanged at each hop is set at 10 for 5 stationary nodes and 5 mobile entities, as shown in Figure 6.12b. Thus, for smaller numbers of data elements exchanged, modest number of mobile entities, and computational load under 100,000, the PPM strategy is scalable and exhibits superior performance.

Figure 6.13 reorganizes the data presented in Figure 6.12a and plots the simulation time as a function of the number of mobile nodes for different values of computational load ranging from 1000 to 100,000. The aim is to reveal the impact of computational load on PPM and VPM performance while the number of mobile entities is varied. It may be observed that while the VPM performance for smaller computation load values of 1000 and 10,000 exceeds the corresponding PPM graphs, the trend reverses for a high load value of 100,000. The PPM graphs are virtually overlapping implying that the high computational load is equitably and efficiently shared by the greater number of processors in PPM.

Figures 6.14a and 6.14b plot the VPM and PPM simulation times as functions of the number of data elements exchanged at each hop. The number of mobile entities is

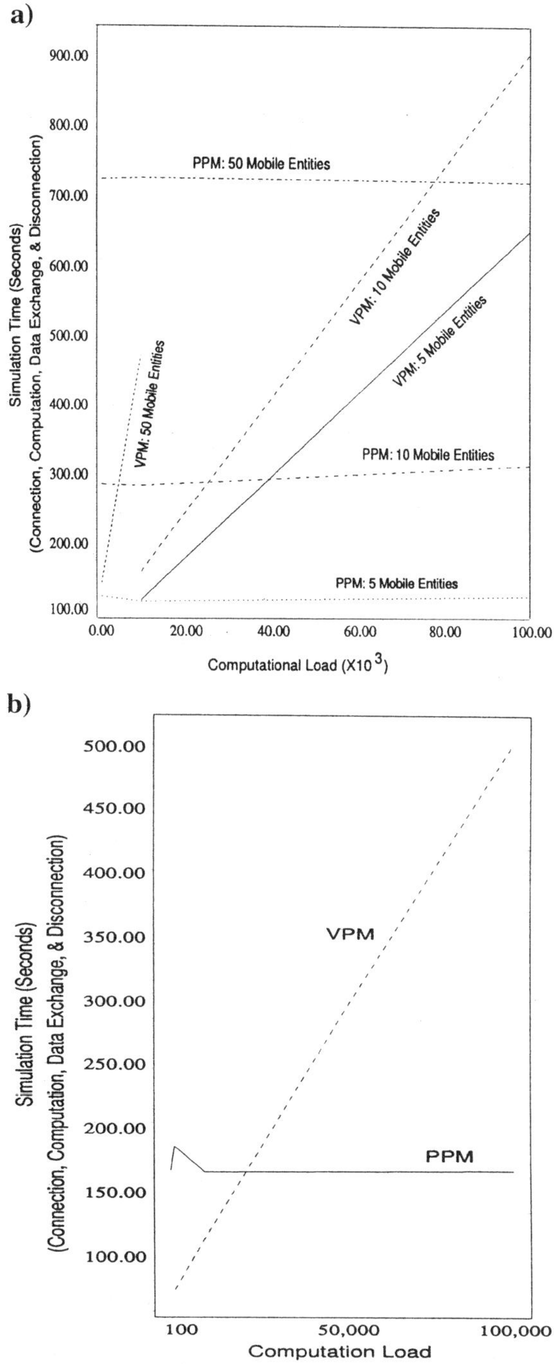

FIGURE 6.12
VPM and PPM Simulation Time as a Function of Computational Load of Mobile Entities, (a) 10 Stationary Nodes and 1 Data Element Exchanged at each Hop, (b) 5 Stationary Nodes and 10 Data Elements Exchanged at each Hop. The number of stationary nodes = 10, the number of data elements exchanged at each hop = 1, and the mobile unit engages in 1000 connections and disconnections

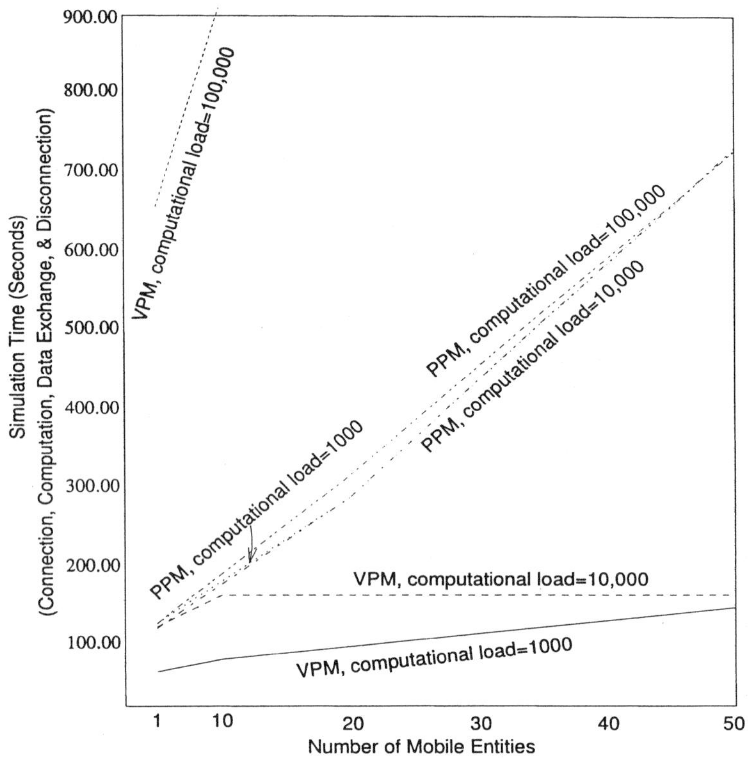

FIGURE 6.13
VPM and PPM Simulation Time as a Function of the Number of Mobile Entities for Varying Computational Load Values. The number of stationary nodes = 10, the number of data elements exchanged at each hop = 1, and the mobile unit engages in 1000 connections and disconnections

set to 10. The computational load values are set 10,000 and 100,000 in Figures 6.14a and 6.14b respectively. The number of stationary nodes ranges from 5 to 10. The VPM graphs remain relatively uniform with increasing number of data elements exchanged since buffer copying is extremely fast. However, the observation that the VPM graph corresponding to 10 stationary nodes requires more simulation time than that for 5 stationary nodes, appears to be counter-intuitive. One would have normally expected the 10 processors, corresponding to the 5 stationary nodes scenario, to finish executing the computational burden imposed by the mobile entities faster than the 5 processors corresponding to the 10 stationary nodes scenario. The reason for the observed behavior is that the function, within every stationary node, that translates the processor identifier to the socket descriptor, is implemented through a linked list. Although a general approach, the linked list must be searched sequentially for every execution of the function. Given that the stationary nodes are fully connected, the number of sockets increases rapidly thereby slowing down the simulation for 10

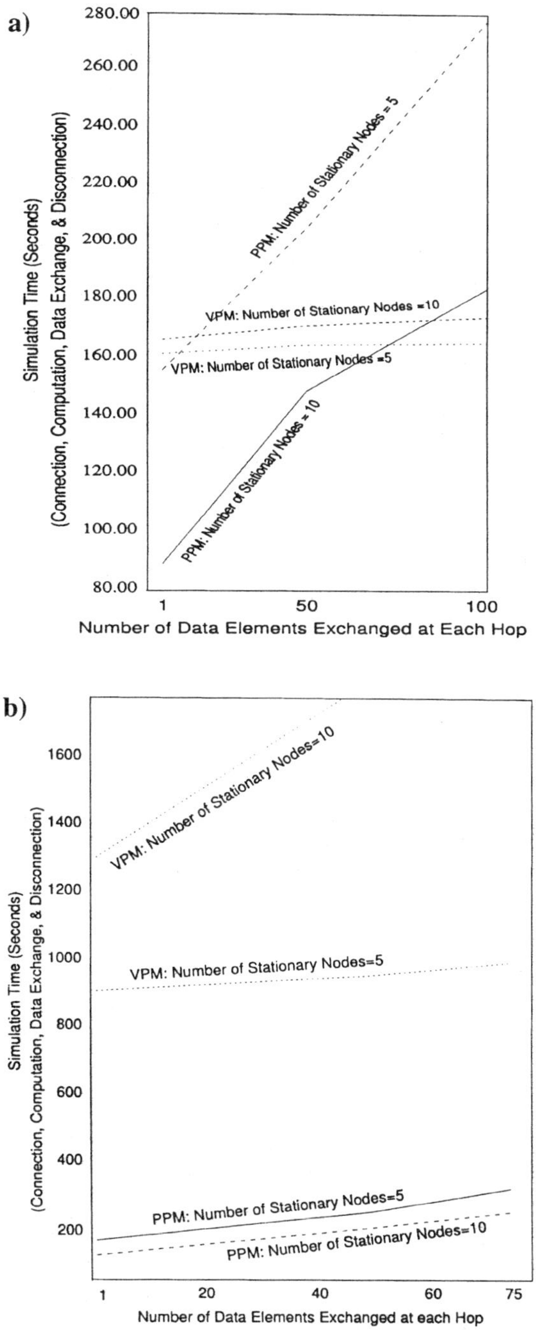

FIGURE 6.14
VPM and PPM Simulation Time as a Function of Number of Data Elements Exchanged at each Hop, (a) Load = 10,000, (b) Load = 100,000. The number of mobile units = 10, and the mobile unit engages in 1000 connections and disconnections

stationary nodes relative to 5 stationary nodes. The Unix profiler, gprof, reveals that 40% of the simulation time is spent in the function for 10 stationary nodes as opposed to 23% of the simulation time for 5 stationary nodes. Since the binding between processor identifiers and socket descriptors is static, it is planned that array data structure will be utilized to provide direct and fast access.

In PPM, however, exchange of data elements involves explicit messages and an increase in their number will require increasing simulation time, as evident from the linear slope of the PPM graphs. For 10 stationary nodes, the PPM simulation time continues to trail the VPM simulation time up to 90 data elements exchanged per hop. Clearly, the overall computational load is executed faster by $10 + 10 = 20$ processors in PPM relative to only 10 processors in VPM. However, when the number of data elements exchanged increases beyond 90, the overhead from explicit message passing in PPM surpasses the advantage of the greater number of computing elements and VPM supersedes PPM in performance. Where the number of stationary nodes is 5, the total number of processors at the disposal of PPM is $5 + 10 = 15$ in contrast to 5 for VPM. Given the modest load of 10,000, the increased stress of connections and disconnections on 5 stationary processors in PPM, coupled with the high overhead of explicit message passing causes PPM to exhibit inferior performance relative to VPM. Thus, PPM loses it performance edge beyond 10 data elements exchanged at each hop.

When the computational load value is high, namely 100,000, the greater number of processors associated with PPM relative to VPM is likely to yield a superior performance for PPM. The graphs in Figure 6.14b confirm this expectation even when the number of data elements exchanged at each hop is increased from 1 to 75. Unlike Figure 6.14a where the slopes of the PPM graphs are greater than those for the VPM graphs, in Figure 6.14b, the slopes of VPM and PPM are comparable. This is due to the large computational load that lessens the influence of the message communication overhead in PPM. The PPM simulation with 10 stationary nodes employs $10 + 10 = 20$ processors while the PPM simulation with 5 stationary nodes employs $5 + 10 = 15$ processors, and, as expected, the performance of the former exceeds that of the latter.

In summary, both VPM and PPM play useful and effective roles in the modeling and simulation of real-world, mobile computing networks. While PPM is a more accurate model of reality, VPM helps realize the modeling of networks with large numbers of mobile entities on testbeds with modest number of processors although at greatly reduced performance. Chapter 4 had described an IVHS simulation with 45,000 entities representing autonomous vehicles, on a network of 60+ SUN sparc 10 workstations. In contrast, a PPM implementation would be difficult to realize due to the large number of processors required and it would be unacceptably slow due to the large numbers of connections and disconnections. PPM is unquestionably superior when the computational loads associated with the mobile entities are high. However, its performance suffers relative to VPM where the system demands intense data exchange between the mobile and stationary units. It is hoped that with significant advances in the testbed technology in the future, with large number of processors and reduced connection and disconnection overhead, the PPM strategy may be utilized profitably.

Chapter 7

Future Issues in Intelligent Transportation Systems

In our vision, the future will witness remarkable progress in ITS on two key fronts. First, in the near future, the key ideas underlying the intelligent transportation of matter will extend beyond vehicular traffic and trains to other modes of transportation including cargo air transport, passenger air transport, marine ferries, and personalized rapid transport (PRT) system. The distant future may even witness its extension into inter-planetary travel. The need for intelligent transportation will be felt most acutely under three scenarios: increased travel speeds, significant increase in the number of travelers, and increased demand for precise and timely information by travelers, all of which are highly likely in the future. From the scientific and engineering perspective, the advances in intelligent transportation will occur in the theoretical and technological innovations. From the ordinary traveler's point of view, however, the real advance and the direct benefit will occur in the seamless and natural integration of the different modes of transportation. As a result of the integration, the traveler will (i) gain access to fairly accurate status information of any transportation mode, anywhere in the world, from any point in the system, and (ii) be permitted to effect reservations, dynamically, even while en-route, on any transportation mode in the world. Precision and timeliness of information are crucial to developing faith and trust in the system among the travelers which may be delivered, in general, by distributed systems. Utilizing intelligent personalized decision aids, the traveler may process the available information to compute the most efficient route or re-route across all different transportation modes including air, railways, automobiles, ferries, etc.. The most frequent causes for replanning include changes in the traveler's intention and needs and unscheduled delays in a currently reserved transportation system.

Second, ITS systems are complex, very expensive, and once deployed, it is logical to expect them to remain in service for a reasonably long period of time. It is absolutely essential to develop a very comprehensive understanding since the system must be amenable to enhancements as the needs evolve with time. For this as well as for efficiency and economy, the exact details of the system architecture and design trade-offs must be studied thoroughly, utilizing the most practical scientific tool available to us today: behavior modeling and asynchronous distributed simulation. Under asynchronous distributed simulation, a single simulation run for a highly complex system may be executed in a matter of days while the current uniprocessor simulators may require up to months. Given that a study may require up to hundreds of simulation runs, behavior modeling and asynchronous distributed simulation may yield insights into the behaviors of such complex systems, thereby constituting an indispensable tool towards developing future ITS systems. As an example, consider the need to interconnect a number of traffic management centers in a given geographical region of the U.S.. A behavior modeling and simulation effort may provide meaningful and valuable insights into the topology of the interconnection and the nature of the information exchange between the centers, for a given set of long-term, high-level objectives.

The scope of research in intelligent transportation systems in the future is vast. Additional focus areas in the future range from new architecture designs for PRT and exploiting the use of embedded optical fibers in highways for assessing the average speeds of vehicles to incorporating the fundamental principles of communication network design into ITS systems.

Chapter 8

Description of the RYNSORD Simulator on CD-ROM and Scope of Experiments

In this chapter, we will describe the configuration and use of the RYNSORD simulator which is included in the accompanying CD-ROM. Unlike the versions described in Chapters 3 and 5, the provided software has been built for the Linux operating system. We believe that the low cost and high availability of Linux PCs make them an ideal choice of platform for distributed simulation. The system requirements include:

- Pentium class CPU
- 32 MB of memory
- Approximately 100 kb of disk space for the executables, while additional disk space will be required for the input and output files
- Linux glibc ELF system - kernel 2.0.36 has been tested but others should work
- TCP/IP networking enabled

In addition, the helper scripts provided assume that the rsh destination will be a trusted host so that no password will be required. Because of the security implications of this, it is not a recommended configuration for Internet connected hosts.

If multiple hosts are used in a parallel processor configuration, the executables and input files must also be distributed either manually or via NFS.

8.1 Installation

1. mount the cd as root mount /dev/cdrom /mnt/cdrom
2. copy the rynsord tar file into your directory
   (for example:/rynsord) cp /mnt/cdrom/rynsord.tar/rynsord

3. extract it:

   - cd /rynsord
   - tar xvf rynsord.tar

4. manifest:

```
-rwxr-xr-x   1 tsl      tsl        10316 Jul 26 21:18 in_gen
drwxr-xr-x   2 tsl      tsl         1024 Jul 26 21:41 input
-rwxr-xr-x   1 tsl      tsl         4296 Jul 26 21:39 input_merge
-rw-------   1 tsl      tsl          989 Jul 26 21:55 network.10
lrwxrwxrwx   1 tsl      tsl           10 Jul 26 21:44 network.out->network.10
-rwxr-xr-x   1 tsl      tsl        19396 Jul 26 21:18 out_an
drwxr-xr-x   2 tsl      tsl         1024 Jul 26 21:56 output
-rwx------   1 tsl      tsl         2252 Jul 26 21:53 script.10
-rwx------   1 tsl      tsl        11466 Jul 26 21:40 script_night_4.sh
-rwxr-xr-x   1 tsl      tsl        36296 Jul 26 21:17 tsw4
-rwxr-xr-x   1 tsl      tsl        28360 Jul 26 21:17 tsy4
```

The output and input directories will be automatically created.

8.2 Overview

Each train station is modeled as a single Unix process ('tsw4'). The set of stations representing the simulated railway topology can be run on any collection of available host computers, from the extremes of one process per host to running all the processes on a single host. This simulation is not CPU intensive for contemporary machines and there should be no problem running on a single host. Note that the provided simulation is currently limited to 10 stations.

The typical method of operation, regardless of how many hosts are involved, is as follows (example below is for a 10 station topology, with the users home directory given as ' ' and the rynsord root as ' /rynsord')

- the appropriate network.out file is created. All processes will look for the file ' /rynsord/network.out'.
- user opens 10 xterms (rsh if necessary to the different hosts)
- in each xterm, performs the following operations

```
cd ~/rynsord
setenv NETUID <uid>
setenv NETPORTNUM <portnum>

where uid and portnum are the unique identifier and portnumber for
that node. A complete description of this is in the next section.
```

- the station software is started in each node:

```
tsw4 -t 10080 -l 4

the '-t' argument is the length of the simulation in simulated minutes,
the '-l' argument is the lookahead in hops.

without these arguments, the default length is 10080, and the default
lookahead is 1.
```

- Finally, an 11th xterm is opened

```
cd ~/rynsord
setenv NETUID 99
setenv NETUID <sync node portnum>
tsy4 -t 10080
```

This will start the synchronization node which will begin the simulation.

8.3 Getting Ready to Run

8.3.1 network.out

Mandatory file which describes the network topology.

The provided example is for a 10 node network and is named 'network.10'. As described earlier, this file must be copied or renamed to 'network.out'. Format for this file is:

```
comments begin with #, everything following the # on that line is ignored.

two types of entries, node lines and link lines

node lines begin with 'n' and have the following syntax

n <uid> <name> <unused> <unused> <hostname> <portnum>
  <uid>    is the unique identifier for this node, this is an integer
           and as it implies, must be unique throughout the network
  <name>   is a string with the name of the node - this is a read
           by scanf so the standard rules of no spaces, etc, holds true.
  <unused>   are unused, safest to set to '0'
  <hostname> Is the name of the host upon which this node will run.
              The same value returned by 'uname -n'
  <portnum> is the portnumber upon which this node will listen for
            incoming connections. There must be a unique number for
            each individual node running on a given host. It also
            cannot conflict with any other running services. Use
            netstat -a | grep <portnum> to check for conflicts -
            the IANA reports that the following software use the
            range of 5300-5320 which is used in the provided examples.
```

link lines begin with 'l' and have the following syntax

```
l <uid_A>|<uid_B> <owner> <unused> <distance>
<uid_A> and <uid_B> are the unique identifiers of the endpoints
```

```
<owner> is the name of the endpoint that 'owns' this link for
        reservation purposes
<unused> unused, safest to set to '0'
<distance> is the distance of this link in miles
```

Note that each network has the Sync node as uid 99 and it is connected by links to every other node. These links are given a pseudo-infinite distance in order to prevent any routes from actually using them. Note also that the owner is not relevant for these links.

8.3.2 Helper Scripts

- script.10: Is a very simple csh script which is designed to open up 10 xterms with the environment variables set to facilitate running the simulation. script.10 is configured to correspond with network.10 in terms of node uids, names, and portnumbers. The geometry of the xterms is setup to work nicely on a X-windows setup of 1024x768 with a virtual desktop (note that the x offsets start at 1040). They have been used especially for fvwm2 @ 1024x768. Simply modify the geometry parameters as necessary.

- script_night.10: Is a variant of script.10 which can be used to run the simulation in batch mode. This is very useful for doing parameter studies overnight.

8.3.3 Input Generation

The input files live in /rynsord/input and have the following format:

```
<id> <orig> <dest> <speed> <time>
        where id is the unique train identifier,
        orig is the origin stations uid,
        dest is the destination stations uid,
        speed is the train speed in mph,
        time is the time at which the train is first scheduled at the origin.
```

The program 'in_gen' is one method of automatically generating these input files. To run it, simply type 'in_gen' in the /rynsord directory. It will read the 'network.out' file to get topology information and then prompt the user for some parameters. These include:

```
Orig vol:               The traffic volume (see Chapter 4 for more information)
Max time:               The time at which trains will cease to be asserted.
Enter spike time...:    This allows the user to force a perturbation period
                        in the form of higher than normal traffic. The three
                        numbers required are time to begin, the duration, and
                        the additional volume. If no spike is desired, answer
                        '0 0 0'.
```

Given this information, in_gen will go ahead and generate the input files.

8.3.4 Output Files

Each station produces its own output file called t_output_<uid> in /rynsord/output.

The format of these files follows the convention that the first letter defines the type on output line:

```
t: train information line
t [<timestamp>] id <train id> from <origin> time (<orig time>, <time left origin>)
```

Note that the final destination of each train is the node that logs the train information. For this train, the following lines will be present:

```
a <number of route computation made> <number of messages sent>
p [<A>-><B>(<time arrive B>, <time leave B>)
        this is the hop by hop path that the train took
w <time spent waiting>
        graphs! xgraph
```

At the end of each output file are the following entries:

```
l [<A>-><B>] usage <timesteps> of <max time> per <percentage> trains <num trains>
  this is a summary of the link usage for those links owned by this node
```

For this link, the following information also applies:

```
r <reservations attempted> <reservations made> <reservations removed> <diff> <traveled>
   where <diff> is the total difference between the reserved time and the departure
   time and <traveled> is the number of times a train traversed this track segment.

   R <a> <b> <c> <d> <e> <f>
       This is a summary of simulated network usage.
            <a>  total number of integers sent
            <b> maximum number of integers sent in any one timestep
            <c> time at which <b> occurred
            <d> minimum number of messages sent
            <e> time at which <d> occurred
            <f> number of integers sent for waiting messages
```

Finally, at the end of the file are 10 statistics:

```
s1:     reservations originated from this node
s2:     reservations accepted at this node
s3:     reservations denied at this node
s4:     reservations processed at this node
s5:     number of reservations which are 'ideally' met
s6:     number of times the primary path was used
s7:     number of times the secondary path was used
s8:     number of times a train was allowed to leave early
s9:     total number of minutes saved by this
s10:    number of trains processed by this node
```

The utility 'out_an' is provided to do analysis of these output files. Among other things it will do is create some text files with a '.dat' extension. These are meant to be opened with the 'xgraph' tool which can provide limited graphing functionality.

8.3.5 Troubleshooting

8.3.5.1 How you know it is working

There are two phases to simulation startup. The first is to complete the network initialization. A node has finished this when its output appears something like this:

```
fd 4 [0<->1] status 0
fd 5 [0<->4] status 0
fd 6 [0<->99] status 0
```

It will pause here until all the other nodes have also completed network initialization.

The second phase then begins which is the actual simulation. The only obvious output will be the sync node which will be giving constant 'TIME UPDATE' messages as simulation time progresses. The other nodes will give period train messages as they process trains and messages.

8.3.5.2 Problems

If not all of the nodes complete network initialization properly, then it is mostly an error in either the network.out file or the environment variables used. Double check each xterm with the contents of the network.out file and also verify that the same port number is not used twice on the same machine.

If everything looks good, then it is possible that there is contention for a port. The command 'netstat -a' can be used (in conjunction with grep) to check for conflicts with the portnumbers that you have selected.

If you kill (control-C or via 'kill') a simulation (and you must kill all nodes before restarting), there may be a time delay before you can reuse the same port numbers. The 'netstat -a' command will show these as being in TIME_WAIT state. They will become available again after a short time.

If the simulation appears to freeze after running for sometime, then one possibility is that the network graph is not fully connected.

8.3.6 Track and Communication Failures

The provided simulator has the capability of simulating a single track or communication link failure. To initiate this, simply add the following command line arguments to all nodes (except the SYNC node):

```
-k <A> <B> <time to initiate> <duration>
        to fail a track segment between uid A and B.

-f <A> <B> <time to initiate> <duration>
        to fail a communication link between uid A and B.
```

Note that you cannot use both flags concurrently.

8.4 Conclusions

The information provided in this chapter, along with the accompanying software, should be sufficient for the reader to perform a set of simple experiments with the RYNSORD algorithm. Note that this is research software and may not be completely robust. This is definitely not supported software. However, if you do experience problems or have comments, feel free to e-mail us at rynsord@enpc732.eas.asu.edu. We will try our best to get back to you in a timely fashion.

Bibliography

[1] Yamanouchi, S., Essential Information Systems for Railways and Intensive Application of ADS Technology – COSMOS and ATOS, in *Keynote Address: Int. Symp. Autonomous Decentralized Systems,* 2–9, Tokyo, October 1999.

[2] Coll, D.C., Sheikh, A.U., Ayers, R.G., and Bailey, J.H., The communications system architecture of the North American Advanced Train Control System, *IEEE Trans. Vehicular Tech.,* 39(3), 244–255, August 1990.

[3] Utamaphethai, Noppanunt and Ghosh, Sumit, DICAF, A High Performance, Distributed, Scalable Architecture for IVHS Utilizing a Continuous Function – "Congestion Measure," *IEEE Computer,* 31(3), 78–84, March 1998.

[4] Federal Aviation Authority, www.faa.gov/freeflight/.

[5] Intelligent Transportation System America and U.S. Department of Transportation, *ITS Architecture Development Program Phase I,* in ITS America, Washington, D.C., 1994.

[6] Varaiya, P. and Shladover, S., Sketch of an IVHS Architecture, *PATH Research Report,* UCB-ITS-PRR-91-03, February 1991.

[7] Graff, S.M. and Shenkin, P., A computer simulation of a multiple track rail network, in *Sixth Int. Conf. Math. Modeling,* St. Louis, MO, 4–7 August 1987.

[8] Fukumori, K., Sano, H., Hasegawa, T., and Sakai, T., Fundamental algorithm for train scheduling based on artificial intelligence, *Systems and Computers in Japan,* 18(3), 52–63, 1987.

[9] Rao, V.P. and Venkatachalam, P.A., Microprocessor-based railway interlocking control with low accident probability, *IEEE Trans. Vehicular Tech.,* 35(3), 141–147, August 1987.

[10] Kashyap, S.K., Telecommunications on Indian Railways, *IETE Tech. Rev. (India),* 5(3), 117–119, March 1988.

[11] Vernazza, G. and Zunino, R., A distributed intelligence methodology for railway traffic control, *IEEE Trans. Vehicular Tech.,* 39(3), 263–270, August 1990.

[12] Carley, W.A., "Railroads Test Satellite Positioning In Effort to Improve Safety, Efficiency." *Wall Street J. Interactive Ed.,* 29, June 1998.

[13] Rayfield, J.T. and Silverman, H.F., Operating System and Applications of the Armstrong Multiprocessor, *IEEE Computer,* 21(6), 38–52, 1988.

[14] Interstate Commerce Commission, 99th Annual Report Transport Statistics in the United States, December 1987.

[15] Private Communication with Mr. Ryuji Sakamoto, General Manager, International Division, East Japan Railway Company, 1-6-5 Marunouchi, Chiyoda-ku, Tokyo 100, Japan, 1993.

[16] Bernard, P.H., *ASTREE: A Global Command, Control, and Communication System,* Transportation Research Record, Transportation Research Board, Washington, D.C. 20418, 133–139, 1991.

[17] Hill, R.J., Yu, S.L., and Dunn, N.J., Rail Transit Chopper Traction Interference Modeling Using the Spice Circuit Simulation Package, *IEEE Trans. Vehicular Tech.,* 38(4), 237–246, 1989.

[18] Ayers, R.G., Selection of a forward error correcting code for the data communication radio link of the advanced train control-system, *IEEE Trans. Vehicular Tech.,* 38(4), 247–254, 1989.

[19] Sheikh, A.U.H., Coll, D.C., Ayers, R.G., and Bailey, J.H., Atcs - Advanced Train Control-System Radio Data Link Design Considerations, *IEEE Trans. Vehicular Tech.,* 39(3), 256–262, 1990.

[20] Hill, R.J., Optimal Construction of Synchronizable Coding for Railway Track Circuit Data-Transmission, *IEEE Trans. Vehicular Tech.,* 39(4), 390–399, 1990.

[21] Shayan, Y.R., Tho, L.N., and Bhargava, V.K., Design of Reed-Solomon (16,12) Codec for North-American Advanced Train Control-System, *IEEE Trans. Vehicular Tech.,* 39(4), 400–409, 1990.

[22] Private Communication with Mr. George H. Way Jr. Vice President, Association of American Railroads, Research and Test Department, Washington D.C., February 1992.

[23] Ghosh, S. and Yu, M-L., An Asynchronous Distributed Approach for the Simulation and Verification of Behavior-Level Models on Parallel Processors, *IEEE Trans. Parallel and Distributed Systems,* 6(6), 639–652, June 1995.

[24] Misra, J., Distributed Discrete-Event Simulation, *Computing Surv.,* 18(1), 39–65, March 1986.

[25] Hennessy, J.L. and Patterson, D.A., *Computer Architecture: A Quantitative Approach,* Morgan Kaufmann Publishers, Palo Alto, CA, 1990.

[26] Stevens, W.R., *Unix Network Programming,* Prentice Hall, Englewood Cliffs, NJ, 1993.

[27] Dijkstra, E.W., A Note on Two Problems in Connexion with Graphs, *Numerische Mathematik,* 1, 269–271, 1959.

[28] Catling, I. and McQueen, B., Road Transport Informatics in Europe – Major Programs and Demonstrations, *IEEE Trans. Vehicular Tech.,* 40(1), 132–140, February 1991.

[29] Kawashima, H., Two Major Programs and Demonstrations in Japan, *IEEE Trans. Vehicular Tech.,* 40(1), 141–146, February 1991.

[30] King, G., Driver Performance in Highway Navigation Tasks, *Transportation Research Record,* TRB, National Research Council, Washington, D.C., (1093), 1–11, 1986.

[31] Rhode Island Department of Transportation, *State of Rhode Island Incident Management Plan,* State Office Building, Providence, RI 02903, September 1992.

[32] Levesque, C., Rhode to the Future, *Traffic Technology Int.,* 38–42, June/July 1998.

[33] Peters, J., McGurrin, M., Shank, D., and Cheslow, M., Estimate of transportation cost savings from using intelligent transportation system (ITS) infrastructure, *ITE J.,* 67(11), 42–47, November 1997.

[34] Haver, D.A. and Tarnoff, P.J., Future-Directions for Traffic Management-Systems, *IEEE Trans. Vehicular Tech.,* 40(1), 4–10, 1991.

[35] Fenton, R.E. and Mayhan, R.J., Automated Highway Studies at the Ohio State University - An Overview, *IEEE Trans. Vehicular Tech.,* 40(1), 100–113, 1991.

[36] Powell, W.B., Optimization Models and Algorithms - An Emerging Technology for the Motor Carrier Industry, *IEEE Trans. Vehicular Tech.,* 40(1), 68–80, 1991.

[37] Batz, T.M., The Utilization of Real-Time Traffic Information by the Trucking Industry, *IEEE Trans. Vehicular Tech.,* 40(1), 64–67, 1991.

[38] Roper, D.H. and Endo, G., Advanced Traffic Management in California, *IEEE Trans. Vehicular Tech.,* 40(1), 152–158, 1991.

[39] Kremer, W., Hubner, D., Hoff, S., Benz, T.P., and Schafer, W., Computer-Aided Design and Evaluation of Mobile Radio Local Area Networks in RTI/IVHS Environments, *IEEE J. Selected Areas in Commun.,* 11(3), 406–421, April 1993.

[40] Sakagami, S., Aoyama, A., Kuboi, K., Shirota, S., and Akeyama, A., Vehicle Position Estimates by Multibeam Antennas in Multipath Environments, *IEEE Trans. Vehicular Tech.,* 41(1), 63–67, February 1992.

[41] Hussain, T.M., Saadawi, T.N., and Ahmed, S.A., Overhead Infrared Sensor for Monitoring Vehicular Traffic, *IEEE Trans. Vehicular Tech.,* 42(4), 477–483, November 1993.

[42] Kim, J.L., Liu, J-C.S., Swarnam, P.I., and Urbanik, T., The Areawide Real-Time Traffic Control (ARTC) System: A New Traffic Control Concept, *IEEE Trans. Vehicular Tech.*, 42(2), 212–224, May 1993.

[43] Von Tomkewitsch, R., Dynamic Route Guidance and Interactive Transport Management with ALI-SCOUT, *IEEE Trans. Vehicular Tech.,* 40(1), 45–50, 1991.

[44] Denney, R.W. and Chase, M.J., True Distributed Processing in Modular Traffic Signal Systems – San Antonio Downtown System, *Transportation Res. Record,* 1324, 130–136, 1991.

[45] Kline, D.W. and Fuchs, P., The visibility of symbolic highway signs can be increased among drivers of all ages, *Human Factors,* 35(1), 25–34, 1993.

[46] Robertson, D.I. and Bretherton, R.D., Optimizing Networks of Traffic Signals in Real-Time - The Scoot Method, *IEEE Trans. Vehicular Tech.,* 40(1), 11–15, 1991.

[47] Collier, W.C. and Weiland, R.J., Smart cars, smart highways, *IEEE Spectrum,* 27–33, April 1994.

[48] Shladover, S.E., Desoer, C.A., Hedrick, J.K., Tomizuka, M., Walrand, J., Zhang, W.B., Mcmahon, D.H., Huei, P., Sheikholeslam, S., and Mckeown, N., Automatic Vehicle Control Developments in the Path Program, *IEEE Trans. Vehicular Tech.,* 40(1), 114–130, 1991.

[49] von Aulock, W.H., Smart Cars may not be Smart, *IEEE Spectrum,* 17–18, March 1994.

[50] Goldstein, H.D., *Field Test Report,* NYNEX Assurance Services, Elmsford, NY, May 1994.

[51] VanGrol, H.J.M. and Bakker, A.F., Special-Purpose Parallel Computer for Traffic Simulation, *Transportation Res. Record,* (1306), 40–48, 1991.

[52] Dailey, D.J., Haselkorn, M.P., and Meyers, D., Structured approach to developing real-time, distributed network applications for ITS deployment, *ITS J.,* 3(3), 163–180, 1996.

[53] Jing, N., Huang, Y-W., and Rundensteiner, E.A., Hierarchical encoded path views for path query processing: An optimal model and its performance evaluation, *IEEE Trans. Knowledge and Data Engineering,* 10(3), 409–432, May-June 1998.

[54] Talib, Z.A., Love, N.S., Gealow, J.C., Hall, G., Masaki, L., and Sodini, C.G., Massively parallel image processing system for intelligent transportation system application, in *Proc. 1997 IEEE Conf. Intelligent Transportation Systems,* 367–372, November 1997.

[55] Ziliaskopoulos, A., Kotzinos, D., and Mahmassani, H.S., Design and implementation of parallel time-dependent least time path algorithms for Intelligent

Transportation Systems applications, *Transportation Research part C: Emerging Technologies,* 5(2), 95–107, April 1997.

[56] Rouphail, N., Ranjithan, S.R., El Dessouki, W., Smith, T., and Brill, D.E., Decision support system for dynamic pre-trip route planning, in *Proc. 1995 4th ASCE Int. Conf. Appl. Adv. Tech. Transportation Eng.,* 325–329, Capri, Italy, June 1995.

[57] The Minnesota Department of Transportation, The Minnesota Department of Transportation's Traffic Management Center (TMC), Minneapolis, Minnesota, January 1994.

[58] Upchurch, J., Powell, D., and Pretorius, P., Model deployment of Intelligent Transportation Systems: The AZTech experience, in *Proc. 1998 5th ASCE Int. Conf. Appl. Adv. Tech. Transportation,* 367–372, Newport Beach, CA, April 1998.

[59] Chang, G.L., Junchaya, T., and Santiago, A.J., A Real-Time Network Traffic Simulation Model for ATMS Applications: Part II – Massively Parallel Model, *IVHS J.,* Gordon and Breach Science Publishers, Inc., New York, 1(3), 243–259, 1994.

[60] Junchaya, T. and Chang, G.L., Exploring Real-Time Traffic Simulation with Massively Parallel Computing Architecture, *Transportation Research, Part C: Emerging Technologies,* 1(1), 57–76, March 1993.

[61] Hall, R.W., Route choice and advanced traveler information systems on a capacitated and dynamic network, *Transportation Res. Part C: Emerging Technologies,* 4(5), 289–306, 1996.

[62] Washington State Department of Transportation, Seattle Area Traffic Conditions, www.wsdot.wa.gov/regions/northwest/NWFLOW/, 1998.

[63] Clark, J. and Daigle, G., Importance of simulation techniques in its research and analysis, in *Proc. 1997 Winter Simulation Conf.,* 1236–1243, Atlanta, GA, December 1997.

[64] Bodin, L., Golden, B., Assad, A., and Ball, M., Vehicle routing of vehicles and crews: The state of the art, *Computers and Operations Research,* 10(2), 1983.

[65] Allen, R.W., Ziedman, D., Rosenthal, T.J., Stein, A.C., Torres, J.F., and Halati, A., Laboratory Assessment of Driver Route Diversion in Response to In-Vehicle Navigation and Motorist Information Systems, *Transportation Res. Record,* (1306), 82–91, 1991.

[66] Davies, P. and Klein, G., Field Trials and Evaluations of Radio Data System Traffic Message Channel, *Transportation Res. Record,* (1324), 1–7, 1991.

[67] Kamali, B., Wireless communications: The nervous system of intelligent transportation systems, *Applied microwave and wireless,* 9(5), 6–6, September/October 1997.

[68] Sodeikat, H., Universal System Architecture, in *Proc. Pacific Rim Transtech Conf.,* 251–257, Washington State Conventional Center, Washington, July 1993.

[69] Kreyszig, E., *Advanced Engineering Mathematics,* John Wiley and Sons, 1967.

[70] Bonde, A. and Ghosh, S., A Comparative Study of Fuzzy versus "Fixed" thresholds for a Robust Queue Management in Cell-Switching Networks, *IEEE/ACM Trans. Networking,* 2(4), 337–344, August 1994.

[71] Bertsekas, D. and Gallager, R., *Data Networks,* Prentice Hall, New Jersey, 1992.

[72] Rhode Island Department of Transportation, State Highway Map of Rhode Island – 1993 Annual 24 Hour Average Daily Traffic, State Office Building, Providence, RI 02903, 1994.

[73] Lee, T., Ghosh, S., Lu, J., Ge, X., Nerode, A., and Kohn, W., A Mathematical Framework for Asynchronous, Decentralized, Decision-Making Algorithm with Semi-Autonomous Entities: Synthesis, Simulation, and Evaluation. Submitted.

[74] Lyapunov, A.M., *The General Problem of the Stability of Motion,* Taylor & Francis, 1992.

[75] Chen, C-T., *Analog and Digital Control System Design: Transfer-Function, State-Space, and Algebraic Methods,* Saunders College Publishing, 1993.

[76] Lee, T. and Ghosh, S., RYNSORD: A Novel, Decentralized Algorithm for Railway Networks with 'Soft Reservation,' in *Proc. 48th IEEE Annu. Vehicular Tech. Conf. (VTC'98),* May 1998.

[77] Lee, T. and Ghosh, S., RYNSORD: A Novel, Decentralized Algorithm for Railway Networks with 'Soft Reservation,' *IEEE Trans. Vehicular Tech.,* 47(4), November 1998.

[78] Letov, A.M., *Stability in Nonlinear Control Systems,* Princeton University Press, Princeton, New Jersey, 1961.

[79] Casavant, T.L. and Kuhl, J.G., Effects of Response and Stability on Scheduling in Distributed Computing Systems, *IEEE Trans. Software Eng.,* 14(11), 1578–1588, November 1988.

[80] Dijkstra, E.W., *Self-Stabilization in Spite of Distributed Control,* in *Texts and Monographs in Computer Science,* Springer-Verlag, New York, 1982.

[81] Dijkstra, E.W., Self-stabilizing Systems in Spite of Distributed Control, *Communications of the ACM,* 17(11), 643–644, November 1974.

[82] Awerbuch, B. and Varghese, G., Distributed Program Checking: A Paradigm for Building Self-stabilizing Distributed Protocols, in *Proc. 32nd IEEE Annu. Symp. Foundations of Computer Science,* 258–267, Los Alamitos, CA, 1991.

[83] Mani Chandy, K. and Lamport, L., Distributed Snapshots: Determining Global States of Distributed Systems, *ACM Transactions on Computer Systems,* 3(1), 63–75, February 1985.

[84] Venkatesan, S. and Dathan, B., Testing and Debugging Distributed Programs Using Global Predicates, *IEEE Trans. Software Eng.*, 21(2), 163–177, February 1995.

[85] Garg, V.K. and Waldecker, B., Detection of Strong Unstable Predicates in Distributed Programs, Department of Electrical and Computer Engineering, University of Texas at Austin.

[86] Schreiber, F.A., Notes On Real-Time Distributed Database Systems Stability, in *Proc. 5th Jerusalem Conf. Inf. Tech.*, 560–564, Los Alamitos, CA, 1990.

[87] Stankovic, J.A., Stability and Distributed Scheduling Algorithms, *IEEE Trans. Software Eng.,* SE-11(10), 1141–1152, October 1985.

[88] Meyer, J.F., Performability Modeling of Distributed Real-Time Systems, in G. Iazeolla, P.J. Courtois, and A. Hordijk, Eds., *Mathematical Computer Performance and Reliability,* 361–369. Elsevier Science B.V., North-Holland, 1984.

[89] Garg, P., Frolund, S., Shepherd, A., and Venkatasubramanian, N., Towards Distributed Applications Stability Engineering, in *Proc. 5th California Software Symp.,* 528–529, Irvine, CA, March 1995.

[90] Ferrari, D., *Computer Systems Performance Evaluation,* Prentice-Hall, Englewood Cliffs, New Jersey, 1978.

[91] Free Software Foundation, Inc., Linux Operating System, Technical report, 675 Massachusetts Ave., Cambridge, MA 02139, U.S.A..

Index